바이러스와 인간

바이러스와 인간

이낙원 지음

코로나19가 지나간
의료 현장에서의 기록

글항아리

어머니의 팔순 잔치는 조촐한 가족 식사로 대체되었다. 예식장에서의 떠들썩한 축하연도 없었고 사진 촬영도 없었다. 평소와 비슷한 저녁 식사를 했을 뿐이다. 동네에 있는 작은 식당을 찾았고, 여든 번째 생신인데 뭔가는 조금 달라야 해서 소고기를 구워 먹었다. 작고 나직하게 어머니가 말씀하셨다. 이렇게 식사를 할 수 있다는 게 어디냐. 식사를 한 뒤 산책을 하려 했다. 사람들이 붐비던 거리는 한산했고, 원주 소금산 출렁다리 입구는 코로나19 예방을 위해 입구를 폐쇄한다는 안내문이 쓰여 있었다. 해가 산 능선을 타고 지고 있었다. 가을처럼 파란 하늘이 참 높았는데, 해는 꽤 가까이 내려온 듯 크고 또렷했다.

　이튿날 시내를 통과해 집으로 돌아올 때, 길가의 벚꽃들은 흐드러지게 피어 있었고 교차로마다 21대 국회의원 선거에 출마하는 후보자 현수막이 걸려 있었다. 총선이 열흘 남았는데, 거리는 조용했다. 음악에 맞춰 춤추는 이는 하나 없고, 표심을 얻고자 애쓰는 스피커 소리도 들리지 않았다. 오직 벚꽃 나무들만이 하얀 솜사탕같은 옷을 갖춰 입은 채 손을 흔들어대고 있었다. 이렇게 조용한 선거운동도 처음이고 벚꽃 나무 밑에서 사진 촬영하는 사람 하나 없는 풍경도 처음이다. 바이러스가 휩쓸고 간 도시를 영화로 만든다면 첫 장면으로 쓸 만하겠다는 생각을 했다.

원주 시내에서 금대리 방면으로 가는 강변로는 벚꽃이 활짝 피어서 하얀 터널을 이루었다. 의도치 않게 꽃구경도 '드라이브 스루'가 되었다. 창문을 여니 봄바람이 아직은 서늘했다. 머리 위로 하얗게 핀 벚꽃 나무들이 그림자를 드리웠다. "국경의 긴 터널을 빠져나오자 눈의 고장이었다. 밤의 밑바닥이 하얘졌다"라는 『설국』의 첫 문장이 생각났다. 소설 속 주인공인 시마무라에게 터널의 끝에는 일상과는 다른 세상이 존재한다. 하얀 눈이 덮인 마을과 불같이 사랑하는 여자가 있는 새로운 곳. 그곳으로 가려면 긴 터널을 지나야 한다. 상이한 두 세계를 이어놓는 좁고 어두운 길이다.

한국 사회, 아니 인류가 긴 터널을 뚫고 지나가고 있다. 아직 터널의 끝이 멀기만 하지만, 기차는 앞을 향해 가니 결국엔 터널 밖으로 나가게 될 텐데, 우리 중 누구도 터널 밖 세상에 가본 적이 없다. 지금 여기 있는 것이 불편하거나 더 나은 곳을 알게 되어서 출발한 것이 아니었다. 어쩔 수 없이 신종 바이러스가 끊어준 차표 때문에 기차에 올라탔다. 누구도 2020년 초반에 행선지도 모르는 기차를 타게 될 줄 몰랐다. 인류 전체가 이미 같은 기차에 타고 있는 신세라는 것도 새삼 알게 되었다. 이렇게 된 바에야 힘을 모아 일단 터널을 지나야 한다. 벚꽃이 떨어지고 파란 이파리가 울창하게 피어날 쯤이면 터널의 끝을 보게 될까? 터널 끝에는 어떤 세계가 펼쳐질까? 분명한 것은 출발하기 전과는 다른 세상이리라는 것이다.

김우주 고대구로병원 감염내과 교수는 KBS와의 인터뷰에서 코로나19 바이러스를 스텔스 폭격기에 비유했다. 레이다에 걸리지 않고 조용하게 침투하여 치명타를 날리는 능력이 코로나19의 특징이라는 것이다. 실제로 레이다는 거의 무용지물이었다. 2020년 1월에는 중국의 유행병이 될 것이라 생각했고, 2월에는 한국에서 그칠 것이라고 예상했었다. 세계의 모든 시선이 중국과 한국을 비롯한 아시아의 몇 개국에 머물러 있을 때 이미 코로나19 바이러스는 세계 각지로 퍼져나가고 있었다. 3월 초 이탈리아에서 대유행이 시작된 후 코로나19는 유럽 전역과 미국 등 전 세계에서 확산세를 보였다. 환자 수가 불어나면서 병원이 마비되고 의료진이 감염되기 시작했으며, 사망자가 늘어나면서 체육관에 시신을 안치하는 일이 벌어지고 있다. 화장터도 줄을 서서 기다려야 하며, 신문 부고란도 지면이 모자랄 판이다. 불안과 두려움은 전 세계로 확산되었고, 장기적 경기 침체의 짙은 구름을 드리웠다. 4월 7일 현재 세계적으로 100만 명 이상의 환자가 진단되었고, 미국에서는 35만 명 이상의 감염자와 1만 명 이상의 사망자가 발생했는데, 감염자의 확산 추세는 아직 정점에 이르지 않았다고 한다.

매년 겨울이면 수십 수백의 바이러스 질환을 진단하고 치료하는 사람으로서 다른 사람들보다 바이러스에 대해서 더 잘 알고 있다고 생각했다. 일반 감기 환자부터 시작해서 전파력이 강해 대규모로 유행하는 독감까지. 질환에 걸린 사람의 초기 증상부터 경우에 따라서는 사망하는 마지막 순간까지. 나는 환자들을 진단하고 치료해왔다. 그래서 코로나19에 대한 불안과 두려움이 자못 과도하다고 느끼기도 했다. 코로나19가 아무리 전파력이 강해도 공기 매개 감염 질환인 결핵처럼 바람을 타고 다니지는 못할 것이고, 접촉 전파 속도가 빠르더라도 독감과 비슷하거나 조금 더할 것이라고 생각했다. 그러나 코로나19 바이러스는 모든 면에서 내 생각을 뛰어넘었다. 무증상이나 증상 초기의 전파 속도가 상당히 빨랐고, 실내에서의 비말을 통한 감염성도 예상했던 것 이상이었다. 환자 수가 급증하여 의료 시스템에 과부하가 걸리면 무슨 일이 일어나게 될지 전혀 생각 못 했었다. 바이러스를 둘러싸고 있는 외피의 물리적인 특성 때문에 날씨가 따뜻해지면 전파력이 현저히 감소하여 소강 국면에 접어들 것이라는 기대도 접어야 할 것 같다. 인도와 브라질에서, 그리고 아마존의 정글에서도 감염자가 발생하고 있기 때문이다.

국내에서도 확진자가 늘어나면서 한국 정부와 질병관리본부의 대응이 본격화되었고, 일선에서 호흡기 환자를 보는 병원과 의료진도 긴장하기 시작했다. 일선 병원에서 코로나19 바이러스의 지역사회 감염을 막기 위한 대응은 1월 말부터 시작되었다. 병원 건물 밖에는 일찌감치 임시진료소인 천막이 설치되었고, 병원 입구에서는 방호복을 입은 직원들이 발열 체크를 했으며, 중국 여행력이 있거나 접촉력이 있는 사람들을 가려내기 시작했다. 1월 27일부터는 임시진료소에서의 진료를 시작했고, 국내 진단 회사들의 노력으로 검사 키트가 개발되고 대규모 검사가 가능해지면서 2월 7일부터 선별진료소에서의 검체 채취를 시작했다. 아마도 대부분의 병원이 비슷한 시기에 선별진료를 시작했을 것이다.

나는 그 변화와 느낌을 글로 담기 시작했다. 새로운 바이러스가 사회 내로 침투했을 때 일선에서 일하는 의료진의 대응과 감정을 조금이나마 기록으로 남기고 싶었고, 동시에 미생물과 질병에 대한 이야기를 알기 쉽게 쓰고 싶었다. 이 책에는 1월 29일부터 3월 27일까지 쓴 총 40편의 일기가 실려 있다.

1부에서는 현장감 있는 일기를 모았고, 생물학적 지식이나 질병에 대한 이해를 돕는 글은 2부에 담았다. 물론 많이 부족하다. 잘 몰랐던 부분도 있고, 섣부른 추측도 있었다. 마스크는 생각보다 중요했고, 바이러스는 예상과 달리 더위도 잘 이겨내는 것 같다. 미국에서 하루 수천 명의 사망자가 나올 것이라고는 상상도 못 했다. 그러나 오류가 있더라도 시간과 함께 변화된 생각의 궤적들이어서 독자들에게 있는 그대로 보여드리는 것도 의미가 있을 것이라 생각한다. 내가 근무하는 인천 지역은 코로나19 바이러스의 감염증이 확산된 곳은 아니었기 때문에 내 일기에는 생사를 넘나드는 환자들을 치료하느라 사투를 벌였던 긴장감보다는 코로나의 일상적인 의료 현장이 담겨 있다. 3부는 일종의 과학 에세이라고 부를 수 있을 것 같다. 감염병의 출현에 대응하는 우리 사회의 모습과 미생물의 침입에 대응하는 우리 몸의 면역반응을 비교해봤는데, 생각보다 여러 가지로 유사한 점들을 보게 되었다. 몸과 질병, 그리고 사회의 모습을 이해하는 데 도움을 줄 수 있을 것이라 생각한다.

여느 때와 달리 이 책을 펴내는 데는 시간 다툼이 우선순위였다. 제안해주고 애써주신 이은혜 편집장님을 비롯한 글항아리 출판사 관계자들, 그리고 표지 일러스트를 그려준 김정욱 신경외과의에게 깊이 감사드린다. 지난 두 달간 집에서도 조금 예민했기에 가족들에게 고맙다는 말을 전하고 싶다. 특히 영준이 열난다고 방에 격리시켰던 것, 혜준이에게 거실의 오디오 음악 선정을 할 때 아빠 맘대로 했던 것에 대해 미안하다. 예민할 때는 피아노 음악을 들어야 한다는 아빠의 강박관념을 자식이 이해해줘야지 어떡하겠나. 내 배가 더 불룩해진다는 것을 계속 지적해주었던 아내에게도 미안하다. 지적받은 만큼 노력을 못 해서 확찐자가 되었다. 마지막으로 정말로 고마운 분들이 있다. 나은병원 감염관리실 윤선희 실장님을 비롯해 감염 관리에 애써주신 모든 분께 정말 감사하다. 이분들을 보면서 전국에서 감염관리의 최전선에서 일하는 분들의 고충과 헌신을 간접적이나마 알 수 있었다. 하루빨리 긴 터널의 끝을 빠져나와서 모든 의료진이 편안한 복장으로 일을 하고 잠도 편안하게 잘 수 있는 날이 오기를 고대한다.

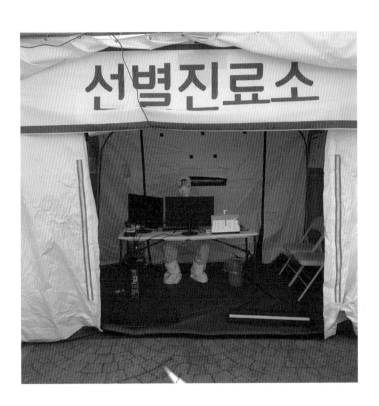

1부

코로나19 일기 I

의료 현장에서

1월 29일 오염 지역

이번 주 일요일(2월 1일)에 예정돼 있었던 북토크를 취소하게 되었다. 서울 번화가의 한 서점에 장소를 섭외해놓은 터였고, PPT 파일도 만들어놓은 상태다. 멀리서 친구와 지인들도 와주기로 해서 아담하지만 따뜻한 시간이 되리라 기대하고 있었는데 너무 아쉬웠다. 사회를 봐주기로 한 푸름이와 독후감을 발표해줄 고마운 사람들에게도 취소한다는 카톡을 보냈다.

"북토크 행사가 취소되었습니다. 우한폐렴 확산이 우려되는 상황에서 호흡기 질환자와 접촉이 많은 제가 행사를 갖는 것이 시기상 부적절해서 부득이 취소했으니 이해 바랍니다. 겨울철 바이러스 조심하시고 건강하게 보내십시오."

모두가 아쉬운 마음을 문자와 이모티콘에 담아 답장해주었다. 출판사에서도 흔쾌히 사정을 이해해주었다. 그래도 아쉬운 마음은 어쩔 수 없다. 하루빨리 행사를 치르는 날이 오길 고대한다. 한국 사회에서 진단된 사람은 아직 네 명뿐이다. 5000만 인구 중 고작 네 명이라는데 서울에서 두 시간 모임을 가진다고 한들 확진자를 만날 가능성이 얼마나 있겠는가. 출간 기념회라고는 하지만 50~60명쯤 모일 거고 대부분 지인이었다. 그러니 뉴스에서 신종 코로나바이러스의 확산 가능성을 연일 언급하던 와중에도 행사를 취소할 생각은 하지 않고 있었다. 하지만 고민하던 내가 마음을 굳힌 것은 '중국 전역이 오염지역으로 지정'되었다는 정은경 질병관리본부장의 기자회견 때문이다.

중국에서 입국하는 모든 여행객은 건강상태질문서를 작성해야 하고, 증상이 있는 사람은 격리될 수도 있다는 설명이 보태졌다. 중국에서 오는 모든 사람이 오염된 지역에서 오염물을 묻히고 오는 것일 수 있다니! 내 진료실을 방문하는 이들 중에는 중국 국적 소유자도 더러 있고, 조선족도 많다. 생각해보니 중국을 직접 오가지는 않더라도 중국에 다녀온 사람과 접촉하는 것까지 치면 나는 일반인에 비해 감염될 가능성이 매우 높은 사람이다. 얼마 전 중국에서 건너와 의료보험 적용이 안 돼 검사도 못 한 채 약만 받아 갔던 아주머니 한 분의 얼굴이 떠올랐고, 항암 치료를 마치고 회복되어 기꺼이 행사에 오겠다고 하신 분, 아이들과 함께 오겠노라고 약속한 친구들의 얼굴이 떠올랐다. 나는 이 모든 이와 접촉하는 사람이고, 바이러스에도 가장 많이 노출되어 있는 호흡기내과 의사가 아닌가. 물론 바이러스를 오염이라고 표현하는 것이 조금 불편하지만(아픈 것과 오염된 것은 분명히 많이 다른데 말이다) 상황을 정직하게 인정하지 않을 수 없었다. 내 작은 기쁨을 위하여 아주 작은 가능성이라도 누군가의 건강을 담보로 걸 수는 없는 것이다. 진작 취소했어야 했다.

2월 1일 바이러스의 구원자 나의 손

요즘 마스크를 쓰라는 강한 권고가 있었음에도 제대로 쓰지 못했다. 예민한 피부를 가진 나는 마스크를 쓰면 코와 뺨이 가렵다. 근질거리니 자꾸 벗었다 썼다를 반복하는데, 그렇게 얼굴에 손이 가면 차라리 안 쓰느니만 못하다. 그래서 난 진료할 때 마스크를 거의 쓰지 않았다.

올겨울엔 유난히 독감 환자가 많았다. 내 손으로 진단한 사람만 100명 가까이 된다. 마스크를 안 쓰고 독감 환자들을 대면했지만 다행히 난 독감은커녕 감기도 걸리지 않고 한겨울을 잘 버티고 있다. 지난 11년간 소소한 감기는 여러 번 앓았어도 독감은 딱 두 번 걸렸다. 그러니까 굳이 계산하자면 5.5년에 한 번꼴이다.

내 진료실에 들어갔다가 나가는 바이러스성 환자가 하루에도 수십 명인데 바이러스는 어떻게 나한테 안 옮을 수 있었을까? 그

첫 번째는 모든 이에게 베풀어주시는 '중력'이라는 공평한 힘 때문이다. 중력은 크기에 상관없이 공평하게 작용한다. 몸살감기에 걸린 사람을 이부자리로 끌어당기는 그 중력이 바이러스에도 작용한다. 추락하는 것은 날개가 없다. 인간도 바이러스도 마찬가지다.

그리하여 누군가의 코와 입에서 튀어나온 바이러스는 상승의 기회를 찾지 못한 채 추락하고 만다. 책상, 문손잡이, 핸드백, 쓰레기통 속 코를 푼 휴지 속으로 바이러스는 갇혀버리고 만다. 새로운 숙주를 찾아 침투하며 번성하고 싶은 원초적 본성을 지닌 바이러스에게 중력은 그야말로 쥐약이다. 숙주 없이 세상에 내팽개쳐진 바이러스는 오래 버티지 못하고 소멸하기 때문이다. 엔트로피 증가의 법칙, 즉 '시간이 지날수록 무질서해진다'라는 우주적 규칙은 바이러스의 몸에도 그대로 적용된다. 사람이 죽어 흙으로 변하듯 바이러스도 시간 속에서 분해되어 흙으로 돌아간다. 그 시간이란 게 고작 몇 시간에서 길어봐야 며칠이 걸리지 않는다.

그러나 바이러스에게도 구원의 여지가 있을까? 책상 위에 떨어져 임종의 시간을 기다리는 바이러스를 구원해줄 자가 있을까? 벼룩처럼 뛰어오를 줄 모르고, 나비처럼 날아다닐 줄도 모르며, 그저 비말 속에 묻혀 하염없이 추락만 거듭했던 바이러스에게 상승의 기회를 줄 자 있을까? 있다. 바로 인간의 손이다. 인간의 손만이 바이러스를 상승시켜 새 생명의 길로 안내할 수 있다. 따뜻하고 촉촉하며, 맛있는 유전 물질이 있는 생존과 번영, 약속의 땅, 코와 입의 점막으로 안내하는 손.

천성적으로 마스크를 쓸 수 없는 나는 강박적으로 손에 집착한다. 손을 자주 씻는 건 물론이고 웬만하면 손으로 무언가를 만지는 것을 삼간다. 겨울철 독감이 유행하는 시기에는 하루 50명 이상의 환자를 진료하고, 30명 이상의 입원 환자를 돌보는 터라 12월에서 2월까지는 호흡기내과 의사에게 가장 힘든 시기다. 이때는 생각날 때마다 손을 씻는데, 아마 하루에 30번 이상은 될 것이다. 문손잡이를 잡은 손은 꼭 씻고, 전철을 탈 때도 웬만하면 손을 사용하지 않는다. 어깨너비로 다리를 벌리고 종아리에 힘을 주면 손잡이를 잡지 않아도 그럭저럭 다닐 수 있다. 어쩔 수 없이 코를 파야 할 때는 세정제로 손을 박박, 특히 해당 부위를 집중적으로 씻어낸 후 일 처리를 한다(손만 조심하면 된다. 대면 진료라 하더라도 에어로졸에 의한 공기매개감염은 가능성이 매우 낮다는 게 내 경험이다).

신종 코로나바이러스의 확산 때문에 불안도 함께 퍼지고 있다. 뉴스를 보면 좀비 영화 속 비극이 현실의 공포가 될 것 같다는 생각마저 하게 된다. 정말로 불안해하는 분을 많이 봤다. 그러나 지나친 불안 때문에 생활이 위축될 필요는 없을 것이다. 바이러스에 감염된 사람들이 눈이 충혈되면서 누군가를 물었다는 소식은 들은 적이 없다(그런 바이러스가 출현한다면 그게 진짜 공포일 것이다).
바이러스가 돌연변이를 일으켜 날개 비슷한 것을 달았다는 소식
도 들은 적이 없다. 중력장 안에서 함께 살아가는 먼지 덩어리들
일 뿐이다.

정리하자면 이렇다. 사람이 밀집한 공간에서는 마스크를 써야
하며, 바이러스의 가장 강력한 구원자는 바로 '나의 손'이라는 것
만 잊지 말자.

2월 5일 텐트 치는 연습

하루 이틀이 멀다 하고 확진자가 나오고 있다. 어제는 16번째 확진자가 나왔고, 환자는 진단되기까지 여러 병원을 거쳤다고 한다. 중국을 다녀온 분이 아니어서 우한폐렴을 의심하기는 어려웠다고 한다(이때는 이 '우한폐렴'이란 용어를 썼다). 만일 이런 식으로 환자가 늘어간다면 병원에서 의료진의 대응은 점점 어려워질 텐데 걱정이 된다. 입원 후에 진단되었다는데, 그렇다면 접촉자가 많아질 수 있는 것이다. 2015년 메르스 때 경험했다시피 병원은 집단감염에 가장 취약한 곳이기도 하다. 그때 경험을 토대로 질병관리본부에서는 감염병에 대한 대응을 잘해온 듯하다.

지난해 여름 병원에서 열린 회의에 들어갔을 때였다. 어느 직원의 보고 중에 조금 뜬금 없는 내용이 있어 질문을 했던 기억이 있다. 직원들이 병원 옥상에서 음압 텐트를 폈다 접었다 했다는 것이다. 왜 아무도 안 쓰는 텐트로 사서 고생하는가 싶어 물어봤더니, 음압 텐트를 가동해보는 테스트를 하지 않으면 지원받았던 텐트 비용을 도로 가져간다는 것이었다. 텐트를 치고 접는 장면을 동영상으로 담아 보건소에 보냈고, 지금 그 텐트는 병원 응급실 앞에 설치해 유용하게 사용하고 있다. 응급실 옆에는 근사하게 설치해놓은 음압병실도 있다. 화장실에 세척실까지 딸려 있는 그 병실은 감염병 환자 용도여서 평소에는 쓰고 싶어도 못 쓰는 그림 속 병실이다. 역시 메르스 사태 이후에 정부 지원을 받아 만든 것이다. 감염병 확산에 대비한 정책이라지만 지나친 것 아닌가 하는 생각도 들었는데, 막상 상황이 닥치니 있다는 것이 마음으로 위로가 된다. 1년에 한 번 있는 병원 감염의 날 행사(환자 및 직원 안전, 감염관리 주간)● 때에는 손 씻기 전후로 손바닥의 미생물을 확인하는 행사, 감염 관리 UCC 경진대회, 보호복 착탈 경진대회도 있었고, 나는 참관만 하는 회의였지만 감염병 관련 회의가 분기마다 있었다. 병원 내 감염과 내성균에 대한 대처, 그리고 환경 소독에 대한 진지한 대화가 오갔다. 돌아보면 언제 있을지 모르는 감염

● 4년에 한 번 '보건복지부 인증' 평가를 하는데, 이것을 받으면 병원의 신뢰도가 향상되기 때문에 각 병원은 사활을 걸고 인증을 받으려 한다. 특히 평가 항목 중 환자 안정과 감염 관리를 위해 어떤 노력을 했는지가 중요하게 포함돼 있다. 손 위생을 위한 노력, 내성균 관리를 위한 노력을 평가하고 병원에서는 상시적으로 감염 관리를 해나가면서 1년에 한번씩 이벤트성 행사를 치른다.

병의 확산에 대비한 감염병 관련 의료진들의 노력이 축적되어왔다. 이번에는 메르스 때와는 다른 방역을 보여줄 것이라는 기대를 가져본다. 16번째 확진자의 병원에서도 환자의 동선을 파악하고 CCTV까지 돌려가며 2미터 이내의 접촉자들을 찾아내 검사한다고 한다. 곧 해결될 것이다.

2월 10일 바이러스와 불안

.

퇴근길에 선별진료소 앞 직원들을 지나쳐왔다. 한 분이 레벨 D 방호복을 입고 있었다. 머리 꼭대기부터 발끝까지 흰색 원피스로 몸을 감쌌고, 얼굴은 고글과 마스크로 가리고 있었는데, 생화학전에 참전해도 될 정도였다. 사람들의 얼굴엔 하나같이 깊은 피곤이 드리워져 있었다. 잔뜩 늘어난 일과에다 예전보다 더욱 민감한 환자들을 응대하는 게 쉬운 일은 아닐 것이다.

전철을 탔다. 대부분의 사람이 마스크를 쓰고 있었다. 젊은 사람들은 귀마저 이어폰으로 막고 있으니 어지간한 구멍은 다 막은 셈이다. 한국 사람들의 위생 개념도 대단한 데다, 정부의 정책 홍보가 개개인에게 이렇게까지 영향을 미치고 있는 것이 신기할 정도다. 마스크도 색상과 디자인이 다양해졌다. 무엇보다 얼굴에 찰떡같이 달라붙어 감싸고 있는 밀착형 디자인이 일품이었다. 몇몇 마스크는 방독면 가스통처럼 일부가 돌출된 것이 보였는데, 기능 못지않게 패션을 선호하는 사람들의 심리를 잘 파고든 것 같다. 마스크를 안 한 학생 두 명이 전철 안에서 웃고 떠드는데 몇 사람이 불쾌한 눈으로 쳐다보니 둘은 이내 대화를 멈췄다.

이 모든 게 바이러스가 눈에 보이지 않기 때문에 벌어지는 일이다. 바이러스가 눈에 보인다면 얼마나 좋을까? 보이면 보이는 대상만 피해 다니면 될 테고, 그럼 훨씬 더 적은 비용과 노력으로 대처가 가능할 텐데 말이다. 대상이 존재할 때의 감정을 '두려움'이라 한다면, 대상이 모호하여 정의할 수 없을 때의 감정은 '불안'이다. 불안이 두려움보다 불편한 것은 대상이 모호하기 때문이고, 그것에 대처하기 위해 우리는 본능적으로 불필요한 감정까지 동원해야 한다. 그 감정이 바로 '혐오'다.

『인간, 우리는 누구인가』를 쓴 헤닝 엥겔른은 생명의 역사에서 불안이나 혐오와 같은 부정적 감정이 더욱 원초적이며 먼저 형성되었다고 말했다. 이러한 부정적 느낌들은 생명체로 하여금 현재의 여기서 벗어나게 만든다. 노래기를 햇볕에 놓아두면 다리를 움직여 그늘을 찾아가고, 대장균조차 생존을 위협하는 구덩이에서 벗어나려고 섬모를 돌려 움직인다. 그냥 있으면 죽기 때문에 행동해야 하고 그러려면 행동의 동기를 제공해야 한다. 행동의 동기로서 부정적 감정들은 원초적이고 강력하다.

불안이라는 감정이 사회에 팽배할 때 사람들은 '대상'을 찾게 된다. 누군가를 또는 무언가를 찾아 '혐오'하는 것은 일종의 자기 방어 기제로 미지의 대상에 대한 혐오는 자신의 불안을 잠재운다. 이러한 성향은 어쩔 수 없는 우리의 본능이다. 그래서 사람들의 마음을 얻고자 할 때 '혐오'를 부추기는 전략은 늘 매력적인 수단이 된다. 그 나쁜 유혹은 언제나 사회적 스피커를 가진 사람들을 통해 유통되는데, 대개는 저항할 수 없는 사람들이 혐오의 대상이 된다. 역사적으로 유대인들(지금은 상황이 바뀌어 팔레스타인의 시민들), 유색 인종, 성소수자, 그리고 아픈 사람들이 그 비난의 자리를 차지했었다.

불안에 대한 대처에서 혐오가 아닌 다른 감정으로 접근할 수는 없을까? 심리학적으로 보면 긍정적인 감정은 고등한 동물에게서만 나타난다고 한다. 특히 행복이나 감사와 같은 감정은 인간 안에서도 고차원적 감정에 속하는 것이라니, 이런 때일수록 더 고차원적으로 지내보자고 몇 마디 적어본다. 피부! 바이러스는 절대로 피부를 뚫을 수 없다는 점이 얼마나 다행인가. 여러 층의 세포로 구성되고 맨 바깥층의 피부 세포는 죽은 채로 몸을 뒤덮고 있다가 스스로 탈락하여 자연으로 돌아간다. 스스로 돌아갈 때 함께 떨어져나가는 바이러스와 세균이 하루에도 수천억 개에 이른다. 눈빛! 눈빛으로는 절대 미생물이 침입하지 못한다는 게 얼마나 다행인가. 눈빛으로 누군가를 쏘아보면 싸늘한 감정만 되돌아올 뿐 절대 바이러스가 소멸하지 않는다. 그러니 눈빛으로는 사랑스러운 감정만 전하자. 그리고 중력! 앞에서도 썼지만 바이러스와 인간 모두 똑같이 중력장 안에서 살아가는 미물들이다. 바이러스에 중력을 거스를 날개가 없다는 데 대해 조물주에게 감사하자. 그리고 병의 치료와 예방을 위해 노력하는 사람이 많다는 점. 과학자 그룹은 바이러스가 발견된 지 수 주 만에 염기서열을 밝히고 진단 방법을 개발했다. 얼마 안 있으면 치료제와 백신이 개발될 것이고, 언론 보도를 보면 「낭만닥터 김사부」 같은 따뜻한 마음과 실력을 겸비한 의사도 많은 것 같다. 글을 쓰는 중에 「낭만닥터 김사부」가 시작됐다고 아내가 부른다. 그만 TV나 보러 가야겠다.

2월 13일 레벨 D 슈트

물론 내 피부만으로도 바이러스의 침투를 막을 수 있을 테지만 나는 '선별진료소' 진료를 위해 레벨 D 방호복을 입어야 했다. 바이러스 감염자를 근거리에서 진료해야 하는 의료인들을 위해 준비된 옷이다. 이 옷은 바이러스뿐 아니라 사람들의 불안까지 차단하기에 충분할 것이다. 나 역시 옷을 입는 순간 왠지 모를 안도감을 느꼈고, 그에 더해 어떤 비장함마저 솟아올랐다. 그까짓 거 바이러스는 상대가 안 된다. 독가스의 위험을 소재로 한 영화 「엑시트」의 한 장면 또는 중증 환자들과 가끔은 조폭들이 동시에 몰려드는 금요일 밤의 '돌담병원'(「낭만닥터 김사부」 속 병원)의 응급실도 문제없을 것 같다.

옷을 입는 방법은 비교적 간단한 편이다. 다리부터 집어넣은 후 팔을 끼우고 허리에서 목까지 올라오는 지퍼를 올린 후 머리덮개를 쓰고 고글을 착용한다. 이때 머리칼이 덮개 밖으로 삐져나오지 않도록 해야 한다. 그리고 마지막으로 발싸개를 신고 끈으로 동여맨다. 발싸개만 빼면 아이언맨이 슈트를 착용하는 순서와 비슷하다. 아마도 머잖은 미래에 AI 기능을 갖춘 방호복이 등장할 것이라는 예상이 가능하다. 버튼 하나로 몸에 착 감기는 편의성과 바이러스가 옷에 묻었을 때 옷 색깔이 핑크빛으로 변하는 놀라운 기술을 기대해본다. 과학기술은 언제나 공상을 현실로 변화시키지 않았던가.

안타까운 것은 이 하얀 옷을 한 번 입고 폐기 처리해야 한다는 점이다. 옷을 입고 진료실을 나오면서 마스크와 장갑과 고글까지 버려야 한다. 정말 아깝다. 이 모든 게 일회용이라니. 새 옷을 한 번 입고 버리는 것과 다를 게 없다. 버려진 옷들은 어딘가 폐기되어 땅속에서 썩지 않고 깊은 잠을 자게 될 것이다.

비닐과 플라스틱이 생태계를 위협하는 쓰레기로 전락한 시대다. 청정지역의 바다 속에서도 비닐 로프에 걸려 생명이 위태로운 상어나 거북이들의 사진을 어렵지 않게 볼 수 있다. 비닐과 플라스틱이 위협적인 이유는 썩지 않아서 지표면과 바다 위를 부유하기 때문이고, 썩지 않는다는 말은 달리 표현하자면 어떤 미생물도 이것들을 먹어치울 줄 모른다는 뜻이다. 바이러스가 건강을 위협하는 곳에서 바이러스가 먹지 못하는 옷을 입으니 내 마음이 평온해지는 것은 옳은 일이나, 그 누구도 먹어치우지 못하는 이것들 때문에 지구가 생니를 앓게 되는 것은 옳지 않은 일이다. 하여간 사람들을 위해서라도 지구를 위해서라도 빨리 바이러스의 계절이 지나가야 한다.

저명한 신학자이자 환경사상가인 존 B. 캅 주니어는 그의 책 『지구를 구하는 열 가지 생각』에서 지구의 생태계를 걱정하는 측면에서 본다면 도널드 트럼프가 미국 대통령으로 당선된 것이 오히려 잘된 일이라고 했다. '기후 변화'를 인정하지 않는 자가 기후 변화의 가장 큰 원인 제공 국가인 미국의 수장이 된 것을 두둔하니 웬 엉뚱한 말인가 싶었다. 그러나 그의 말을 끝까지 들어보니 수긍이 간다. '끓는 물 이론'이라고 있다. 개구리들을 냄비 속에 넣어두고 서서히 물을 데우면 나중에 물이 끓으면서 다 죽고 만다. 그러나 펄펄 끓는 물이 담긴 냄비에 넣으면 개구리들은 그 뜨거움에 놀라 모두 뛰쳐나가버려 살게 되는 것이나. 오바마가 기후 변화를 막기 위해 이런저런 정책들을 내놓았다지만 냄비가 서서히 데워지는 것과 같았다. 반면, 트럼프의 여러 반생태적 정책은 '끓는 물 효과'를 내서 사람들을 각성시키리라는 것이다. '이대로'는 다 죽게 되니, 행동하자는 각성 말이다. 사실 바이러스 변종 하나에 한국은 물론 전 세계가 떠들썩했다. 불안해하고 너도나도 대응책을 세워야 한다고 말했으며, 정부의 대응에 대해서 비난하기도 했다. 아쉬운 것은 그보다 훨씬 더 중요한 기후 변화 이슈에 대해서는 그동안 너무나 침묵을 지켜왔다는 사실이다. 변종 바이러스보다 훨씬 더 광범위하고 더 깊숙이 인류를 위협하는 여섯 번째 대멸종이 진행되고 있는데도 말이다. 변종 바이러스 사건이 일종의 '끓는 물' 사건이 되었으면 좋겠다. 우리는 개구리보다 총명하다는 인간이 아닌가.

p.s.) 지구가 더워지면 냉방 슈트를 만들어 입고 다니자는 인간이 있을까봐 한마디 덧붙인다. 오늘 슈트를 입어봤는데, 입는 데 5분, 벗는 데 5분 걸린다. 사람이 할 짓이 아니다.

2월 15일 타인의 시선을 몸 깊이 받아 삼켰다

반복적인 훈련으로 녀석의 습관을 변화시킬 수 있을 거라고 생각했다. 개통령이 TV 프로그램에서 개들의 습관을 며칠 만에 변화시키는 것처럼 드라마틱하지는 않더라도 시간과 끈기를 가지고 반복, 또 반복하면 스텔라의 습관도 바뀔 수 있으리라고 믿었다. 백번 양보해서 생각하더라도 앵무새가 개나 고양이보다 지능이 떨어져 보이진 않았으니까. 스텔라는 개보다는 확실히 먹는 것을 덜 밝히고 고양이보다 깔끔하다. 물통에 물을 갈아주면 깨끗한 물로 세수부터 한다. 날개 안쪽, 그러니까 인간으로 치면 겨드랑이도 열심히 씻어내는데 그 모습이 우습기도 하다(겨드랑이 청소가 쉽지 않은 몸 구조가 안타까울 뿐이다). 식탐도 적어서 밥통에 모이를 갈아줄 때 좋다고 덥석 달려드는 법이 없다. 그러다 음악을 틀어놓을라치면 늘 함께 노래를 부른다. 이 정도면 '교양조류과'에 속한다고 볼 수 있겠다. 새의 삶에도 조격鳥格이란 게 있다.

그래서 스텔라가 거실에 있는 나뭇가지에 앉아 줄기와 이파리를 물어뜯을 때마다 녀석을 쫓아냈다. "해피트리 위에 앉지 말라고!" 처음엔 타일렀고, 나중에는 심한 말을 하면서 수건을 던지기도 했다. 수 개월의 분투 끝에 나무 한 그루가 완전히 말라 죽고 나서야 나는 깨달았다. 나무랄 걸 나무래야지. 새가 나무 위에 앉는 걸 나무라다니. 그건 스스로의 유전자 염기배열을 바꾸라고 요구하는 것과 다름없다. 유전자를 탓할 수는 없는 것이다. 하여 우리는 스텔라와 함께 사는 방법을 터득했다. 스텔라가 새장 밖을 날아다닐 때는 꼭 거실의 해피트리 위에 보자기를 덮어씌웠다. 새는 굳이 하늘거리는 천 위에 앉거나 천을 쪼아대는 법이 없다. 이것 역시 유전이니까.

사람도 그렇다. 유전적 기질을 비난할 수는 없다. 피부색과 타고난 외모와 체질을 비하해서는 안 된다. 왜냐하면 그것은 그의 자유의지와 상관없이 이 세상에 태어나면서 주어진 것이니까. 그런 '다름'은 존중받아야 한다. 이것은 현대를 살아가는 21세기 인간사회의 상식이리라. 타고난 '다름'에 원하는 색깔을 입혀서 폄하하고, 조롱하는 일은 격格 떨어지는 일이다.

박노자 교수가 라디오 인터뷰에서 유럽의 인종주의가 다시 확산되고 있다는 얘기를 했다. 네덜란드에 간 한국인 연구자들이

"저기 코로나가 온다, 바이러스가 온다"라는 말을 들었다거나, 비행기 화장실에는 한국말로 '승무원 전용 화장실'이란 안내문이 걸려 있다는 것이다. 에이, 설마. 유럽 지성인들의 수준이 그렇게까지 형편없지는 않겠지. 일부 삐딱한 사람들이 그의 눈에 비친 거겠지, 라고 생각하려 한다. 설마 그들의 인격이 조격보다 못하지는 않을 테니까 말이다.

발열 증세가 있는 중국 국적의 중년 여성을 진료하는데, 자세히 들어보니 지난달 중국인들 모임이 있어 다녀왔다는 것이다. 모임에 다녀온 뒤 13일째 증상을 나타내는 상태여서 선별진료소로 보내야 했다. 그녀가 실제로 코로나19 감염일 가능성은 희박했지만, 환자를 검사 장소로 보내고 다른 의료진을 투입해야 하며, 환자의 검체를 채취해 기관에 보내는 등의 일은 몹시 번거로웠다.• 만약 양성이라고 보고된다면 그때는 이 사태를 어떻게 감당할 것인가. 그렇다면 나와 가족들은 2주간 꼼짝 못하고 자가격리 대상이

• 검체 채취는 음압텐트에서 방호복을 입은 의료진이 시행한다. 코와 목에서 하나씩 면봉으로 점막을 긁어 검체를 채취해 하나의 튜브에 담고, 가래를 뱉어서 또 하나의 튜브에 담는다. 검체를 담은 튜브는 폴리 글러브 안에 넣어서 플라스틱 용기에 담고, 이것을 다시 종이 박스에 담는 3중 포장을 해야 한다. 포장된 검체는 보건소의 검체 이송팀이 의료 기관으로 와서 검체를 가지고 진단 장비가 있는 보건환경연구원으로 이송한다. 검사에는 6~7시간이 소요되고, 양성 결과가 나오면 질병관리본부로 결과가 통보되며, 음성 결과는 각 시도보건소를 통해 해당 의료 기관으로 통보된다. 의료 기관의 담당 직원들은 검사 결과를 환자에게 문자로 전송한다. 2월 초 진단키트가 개발되고 나서 검사 회사들이 늘어나면서 검체 이송 시간과 진단 시간은 좀더 빨라졌다.

된다. 나뿐만이 아니라 오늘 환자와 만난 의료진과 그 가족들은 또 몇 명인가. 집에 가는 길에 내가 식당에 들른다면 그 식당은 당분간 영업을 접어야 한다. 생각만 해도 아득해 나도 모르게 아주머니를 쏘아봤나보다. 옆에 있던 딸이 추궁하듯 그녀에게 말했다. "그러게 거길 왜 가? 평생 안 다니던 데를 왜 하필 이 시국에 가냐고!"

아주머니는 코로나19 바이러스 검사에서 음성 판정을 받았지만 아마도 검사 결과가 나오는 하루 동안 감당해야 하는 불안과 따가운 시선에 적잖은 마음고생을 했을 것이다. '병에 걸린 사람'들의 심정을 옆에서 지켜봐서 안다. 병에 걸렸다는 것 자체만으로 충분히 아픈데, 더욱이 그게 전염병이라면 이미 타인의 시선을 몸 깊이 받아 삼킨 상태다. 그러니까 아프다는 이유로 이런저런 따가운 말을 던지는 것은 안 해도 될 것이다. '왜 ○○○를 먹었냐고!' '왜 그런 데를 다녔냐고!' '왜 생활 수칙을 안 지켰냐고!' 등등의 말은 타인에게 듣기 전 스스로 수도 없이 되뇌었을 것이기 때문이다. 누군가가 아플 땐 그저 위로와 격려가 제일이다.

아산 경찰인재개발원·진천 국가공무원인재개발원에서 2주간의 격리생활을 해온 중국 우한의 교민 700여 명이 전원 귀가했다는 소식을 들었다. 처음엔 걱정과 우려도 있었지만, 진천과 아산의 주민들은 교민들이 오는 길에 나와 "꼭 나으세요. 환영합니다"라는

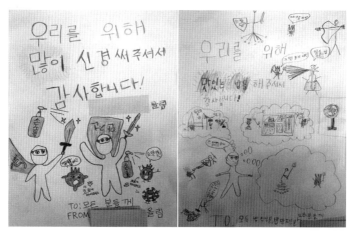

어린이 손편지. (중국 우한에서 귀국한 뒤 임시생활시설인 충북 진천 국가공무원인재개발원에 머
문 한 어린이가 쓴 그림 편지. 행정안전부 정부합동지원단 제공)

손 팻말을 들고 맞았고, "견뎌내신 교민 여러분, 수고하셨습니다"
라며 환송해주었다. 교민들이 차를 타고 나가는 곳에서 손까지 흔
들어주는 장면은 감염병의 불안을 이겨낸 품격 있는 모습들이다.
"맛있는 밥을 해주셔서 고맙습니다"라는 한 어린이의 손편지도 있
었다. 맞는 말이다. 함께 밥 잘 먹자고 사회도 만들고 국가도 있는
것 아닌가. 위로와 격려, 그리고 감사의 마음이 오간 이 따뜻한 모
습들을 보여주신 진천과 아산의 주민들이 정말 멋지다.

2월 17일 눈 내리는 날, 유전자가 내리는 봄 생각

2월 12일부터 새롭게 진단된 환자가 한 명도 없다. 이제 희망이 조금 보인다. 선별진료소도 호흡기내과 외래 환자도 부쩍 줄었다. 감기 환자와 독감 환자도 함께 줄었다. 입원이 필요할 정도로 아픈 사람들이 아니면 병원을 잘 찾지 않는 것도 이유겠지만, 더 중요한 것은 사람들이 위생 수칙을 지키면서 바이러스성 질환 자체가 줄어든 것이다. 간만에 여유로운 진료실에서 멍하니 창밖을 바라본다. 눈이 내린다.

입춘이 지난 게 언제인데, 이제야 눈다운 눈이 오는 것인가. 시기마다 절기마다 정해진 모습이 있거늘, 올겨울은 '자연'이 반칙을 하고 있다. 살을 에는 듯한 찬 바람은 맞지도 못한 채 엄동설한이 지나가고, 구정과 입춘을 넘겨 봄맞이 준비를 하려는데 한파가 몰아닥치며 눈이 펄펄 내린다. 하늘에서 떨어지는 눈은 바람 따라

살랑살랑 춤추니 어디로 떨어질지 눈송이 자신도 모른다. 도로 한복판에 떨어지면 1초 안에 녹아버리고, 나뭇잎 위나 주차된 자동차 위로 떨어지면 앞서 떨어진 눈송이와 한데 섞여 눈꽃의 삶을 즐긴다. 탄생도 죽음도 모두 팔자인 것이 눈꽃의 삶이다.

봄기운이 완연해지면 또 다른 것이 바람을 타고 내릴 것이다. H_2O가 아닌 훨씬 더 복잡한 분자로 구성된 것인데, 바로 유전자다. 송홧가루는 소나무 유전자를 싣고 바람을 타고 내리며, 민들레씨도 바람을 타고 날아다닌다. 참나무, 밤나무, 은행나무 등도 바람에 유전자를 실어 보낸다. 이들 나무의 꽃을 풍매화라고 한다. 이들의 운명도 눈과 비슷하다. 착륙 지점을 모른 채 출발해 자신의 운명을 그저 바람과 지형에 맡길 뿐이다. 그리하여 대부분의 유전자는 발현도 못 해보고 자연으로 돌아가며 일부는 다시 생장의 길로 접어들어 이듬해 봄에 또 다른 유전자를 대기로 흩뜨릴 것이다. 유전자에 형광 물질을 입혀 눈으로 볼 수 있다면, 봄 풍경은 색색의 유전 물질로 가득한 '유전자 은하수'가 흐르는 하늘일 것이다. 봄은 유전자가 내리는 계절이다.

유전자는 물 분자보다 복잡하지만, 실체는 놀랍도록 단순하다. 네 가지 염기 물질ACGT(단 RNA는 티민T 대신 우라실U을 구성 성분으로 가진다)이 어떻게 배열되느냐가 송홧가루와 민들레씨의 차이일 뿐 아니라, 멀리는 인간과의 차이이기도 하다. 신종 코로나바이러스가 세계적 불안의 핵심으로 작용하지만, 바이러스 역시 유전자 덩어리다. 코로나바이러스 유전자는 염기 물질이 하나로 이어져 RNA의 단일 줄기를 형성한다. 동그란 몸체에 돌기가 삐죽삐죽 튀어나와 마치 왕관처럼 생겼는데, 이것을 지시하는 유전자 성분은 송홧가루나 인간이나 바이러스나 동일하다.

유전자를 가진 것들은 자손을 널리 퍼뜨리려는 원초적 욕망을 공유한다. 하여 생명에 대한 정의 중에는 스스로를 복제하는 유전자가 있다는 점이 포함돼 있다. 바이러스를 생명체로 보는 것에는 논란이 있지만, 바이러스에게 유전자 복제라는 생명체의 중요한 특징이 있음은 분명하다. 다만 바이러스는 단순한 몸을 가지고 있어 세포 대사를 하지 못한다. 반드시 살아 있는 다른 세포 안에 들어가야만 생존할 수 있다.

바이러스 유전자도 살고자 하는 욕망이었을 뿐이다. 그 욕망에 행운이 깃들어 크게 번성할 수 있었는데, 그로 인해 숙주는 기침을 하고 콧물을 흘리게 되었다. 숙주로서는 이물질을 배출하려는 생리 기제일 뿐이지만, 기침과 콧물은 바이러스가 다른 숙주로 전파되는 유용한 방법이 되었다. 스스로 움직일 줄 모르는 바이러스는 언제나 이동을 위해 다른 생명체의 도움을 필요로 했다. 이런 과정을 거쳐 살아남았을 때 바이러스는 인간 세계에서 큰 뉴스가 될 수 있었다.

태아 소두증을 유발해 임신부에게 공포의 대상이 되었던 지카 바이러스는 모기를 타고 돌아다녔고, '조류독감'으로 불리는 바이러스는 철새를 타고 대륙을 횡단했다. 바이러스는 아니지만 다른 미생물을 좀더 보자. 말라리아원충 역시 모기가 바이러스 매개 숙주였고, 가을철 열성 질환인 쓰쓰가무시병은 등줄쥐에 서식하는 진드기 유충을 타고 다니다 유충이 사람을 물면 사람 몸속으로 넘어왔다.

병을 일으키는 질환 몇 가지를 나열하다보면 세상이 유전자 전쟁터에 있는 것처럼 느껴지지만, 실상은 그렇지 않다. 유전자의 활동 범위는 '병원 미생물' 그 이상이다. 이미 우리의 생존 자체가 유전자 활력장 안에 있어 가능한 것이기 때문이다. 피부와 장내에 있는 미생물 수는 100조 개로, 우리 몸을 이루는 세포 수의 열 배나 된다. 이들 모두 자기 자리에서 '살고자' 노력하고, 우리 생명은 그들의 노고 위에 얹혀 있다. 배 속 대장균은 내가 먹은 음식을 먹고 살지만, 그들이 섬유소를 분해하고 몇 가지 비타민을 만들어주지 않으면 나는 살 수 없다. 대장균 유전자의 욕망 덕분이다. 코리네균은 겨드랑이와 발가락 사이 같은 습한 곳에 살면서 병을 일으키는 곰팡이와 경쟁한다. 피부와 구강과 대장에 서식하는 세균들의 유전적 욕망이 없으면 인간 유전자의 삶도 위태로워진다. 미생물은 사람의 건강을 위협하기 이전에 함께 공생하고, 우리는 모두 지구라는 행성에 얹혀살고 있다. 각자 유전적 욕망을 가지고서 말이다.

만약 유전자에 형광 물질을 입혀 우리가 볼 수 있다고 치자. 봄 하늘만 '유전자 은하수'로 뒤덮인 것이 아니다. 24시간 한순간도 쉼 없이 우리 생명을 이루는 몸 자체가 도심의 밤거리에서 빛나는 네온사인처럼 찬란하게 빛나는 걸 볼 수 있을 것이다.

2월 18일 이 어둔 하늘 아래서

환자의 퇴원 날짜를 잡고서야 마음이 놓였다. 인플루엔자 바이러스(독감) 폐렴으로 고생하던 분이었다. 일주일 이상 악화되는 폐렴을 속수무책으로 지켜보느라 애탔는데, 며칠 전부터 뚜렷한 호전 소견을 보이다 드디어 오늘 퇴원 날짜를 잡았다. 다른 종류의 바이러스성 폐렴도 아마 대체로 비슷할 것이다. 흉부 CT(컴퓨터단층촬영)상 젖빛 유리 음영이 폐 한쪽 구석에 생기더니 점차 확산된다. 맑은 하늘에 얇게 구름이 끼기 시작하다가 점점 두텁게 연기 덩어리가 퍼지면서 날이 어두워지는 것처럼. 환자 얼굴도 어두워지고, 숨도 차오른다. 환자는 폐렴이 진행되면서 비강(코 안) 캐뉼라(체내 삽입 관)로 공급하던 산소로는 모자라서 마스크로 산소를 공급해야 했다. 며칠간 식사도 중단해야 했다. 지금은 많이 회복돼 이틀 전부터는 식사도 시작했고, 오늘 아침에는 산소 공급도 중단했다. 입원한 지 19일 만이다.

요즘 언론에 자주 오르내리는 코로나19에 의한 폐렴도 비슷한 경과를 보일 것이다. 물론 호전되지 않아 사망에 이르는 환자도 있을 텐데, 전문가들의 말을 들어보면 코로나19의 사망률이 인플루엔자보다 조금 더 높은 수준일 것 같다. 사망자의 대부분은 고령층이고 당뇨나 만성 폐질환 등 기저질환이 있는 분들일 것이다. 올겨울은 유난히 독감에 폐렴이 동반되는 환자를 많이 봤다. 개인적인 경험이라 통계상의 의미는 없지만, 지난 10년간의 봉직생활을 돌아보면 올해가 독감 폐렴이 가장 많았던 해다. (내가 본 환자 중) 대략 세어봐도 지난겨울 독감 폐렴으로 돌아가신 분이 다섯 명은 넘는다.

환자의 병세가 악화되었던 일주일 전의 일이다. 보호자에게 환자의 상태가 악화될 가능성을 말해야 할 시기였다. 나는 점점 어두워지는 흉부 사진을 열거해 보여주면서 설명했다. 환자 몸속에서 인플루엔자 바이러스가 좀처럼 잡히지 않고, 80대 후반의 고령인 데다 심장 질환이 있다는 점이 상황을 악화시키고 있음을 얘기했다.

그러고 나서 퇴근해 운전 중이었다. 정말 우연히, 1990년대에 활동하던 유영석의 「푸른 하늘」 노래를 듣게 되었다. 고등학교 시절 많이 들었던 앨범이라 20년 만에 듣는 노래임에도 기억이 생생해 목청껏 따라 불렀다. 익숙한 멜로디에 20년 동안 묵혀두었던 가사가 방언처럼 터져나왔다. "이 어둔 밤, 이 어둔 밤, 이 어둔 하늘 아래서 그댈 떠나가야 한다면, 나의 슬픔 마음도……"를 부르다가 갑자기 나도 모르게 울컥 뭔가가 올라왔다. 얼른 웬 청승이냐며 스스로 감정을 추슬렀지만, 하마터면 울 뻔했다.

이 어두운 엑스레이를 내가 왜 보고 있어야 하나. 뭐, 이런 심정이랄까. 스마트폰을 열면 포털 뉴스의 상위권은 바이러스 이야기가 차지하고, TV를 틀면 무시무시한 바이러스의 위력을 다시 한번 확인하게 되는 시절. 생각해보니 나는 상시로 이런 위험에 노출된 삶을 살아가고 있지 않은가 말이다. 기자들이 되도록 자극적인 단어를 선택하고 싶어하는 것을 이해 못 하는 바도 아니나 '비상' '재앙' '우왕좌왕' 등 거슬리는 단어가 너무 많다. 내가 이런 격앙된 단어를 특별히 더 싫어하는 이유가 있다. 만일 이런 보도들이 현실을 정확하게 반영하고 있다면 나처럼 바이러스 환자를 보는 사람은 어떻게 사나, 이런 항변이 올라오는 것이다. 이 '어둔 하늘' 아래서 말이다.

바이러스 질환에 대항하는 데 쓰는 군사 용어도 썩 내키지 않는다. 어떤 지도자는 바이러스와의 '전쟁'에서 승리하겠다는 표현을 썼다. '코로나19 드론으로 잡는다'는 제목의 기사도 나왔다(말이 되나?). 환자가 발생하면 적국의 부대가 국경을 밀고 넘어온 것 같은 표현을 쓰기도 한다. 방역이 '뚫렸다' 또는 '구멍이 생겼다'…… 그냥 환자 몇 명이 발생했다고 해도 될 텐데 말이다.

난 이번 사태에 대한 정부와 질병관리본부의 대처가 아주 훌륭하다고 본다. 일선 진료 기관의 선별진료소 운영도 아주 잘하고 있다고 생각한다. 고생하는 의료인들에게 응원의 마음을 보내고 싶은 것은 물론이고.

변종 바이러스도 수많은 바이러스 중 하나일 뿐이다. 바이러스를 퇴치하는 건 불가능할지 몰라도, 바이러스가 있지 말아야 할 곳에 있지 않도록 하는 건 얼마든지 가능하다. 바이러스가 몸속에 들어오지 않도록 개인 위생 수칙을 지키면 된다. 증상이 있는 사람들은 마스크를 착용해 혹시 있을지도 모를 바이러스의 전파를 막아야 한다. 그리고 바이러스가 몸속에 들어가서 치료를 받게 된 사람들을 보면 회복되도록 조용히 응원하는 것이다. 그래야 스스로 병에 걸렸다고 의심될 때 손을 번쩍 들고 도움을 요청할 수 있다. '따가운 시선'을 받는 분위기에서는 자신의 몸 상태를 숨기는 사람이 생길 수밖에 없다. '아프니까 나를 좀 봐달라'는 요청을 따뜻하게 받아들이는 사회가 더 빨리 바이러스 확산을 멈추게 할 수 있다.

2차, 3차 감염자가 발생했다는 뉴스를 들었다. 지역사회 감염이 진행될지 모르겠다. 이런 때일수록 더 차분해졌으면 한다.

2월 19일 우수雨水의 우수憂愁

오늘이 우수雨水라고 한다. 눈이 녹아서 비나 물이 된다는, 날씨가 풀리는 시기를 표현하는 절기다. 그래서인지 며칠간 몰아쳤던 한파가 한풀 꺾인 것 같다. 이대로 쭉 날이 풀렸으면 좋겠다. 추위는 몸을 움츠러들게 하는데, 날이 풀리면 몸뿐 아니라 마음도 활짝 펴질 것 같다. 한겨울 바이러스 소식에 움츠러든 마음이 오늘 아침 뉴스에 더 움츠러든 탓이다.

한 여성이 병든 몸으로 여기저기를 다녔고, 지역사회 감염자가 대구에서만 13명이나 쏟아져나왔다고 한다. 병원 쪽에서도 화들짝 놀랐다. 닷새째 감염자가 나오지 않아 이제 소강 국면인가 싶었는데, 이틀 만에 확진자가 15명 늘어버린 것이다. 질병관리본부에서도 바뀐 지침을 내려보냈다. 해외여행 경력이나 확진자와의 접촉이 없어도 폐렴이면 모두 다 코로나19 검사를 하고, 호흡기 질환자는 별도의 공간에서 진료하라는 것이다.

당장 병원에서 회의를 연다고 호출이 왔다. 우리 병원은 내일부터 호흡기 증상이 있는 환자는 모두 선별진료소에서 진료하기로 결정했다. 지역사회 감염에 대한 대응 수위를 한층 높이는 것이다. 감염 감시 활동이 2주째 계속돼 이미 지쳐버린 병원 직원들에게는 정말 슬프고 암울한 소식이 아닐 수 없다. 이제는 새로운 국면에 접어들었다. 방역 당국과 병원도 노력해야 하지만, 시민들의 에티켓이 정말 중요한 시기다. 그리고 하나 더 꼭 바라는 게 있다. 이제 우수 아닌가. 하루빨리 봄이 왔으면 좋겠다.

따뜻한 날씨를 더욱 간절히 바라게 되는 건, 바이러스가 더위를 싫어하기 때문이다. 바이러스는 세균과는 많이 다르다. 바이러스에 비하면 세균은 수십 수백 배의 덩치를 가지고 있다. 바이러스를 일인 회사에 비유한다면, 세균은 수백 명의 근로자가 일하는 중소기업 정도가 될 것이다.

세균은 각종 물질대사가 가능하다. 무더운 여름날, 우유를 실온에 두면 금세 맛이 변해버린다. 세균이 먼저 먹어버린 탓이다. 세균은 음식을 먹고 대사해 배설할 줄 한다. '음식이 상했네', 이 말은 '어떤 놈(세균)이 먼저 먹었네'라는 뜻이다. 상한 음식을 먹고 배탈이 났다면 원인은 바이러스가 아니라 세균이다. 음식이 여름에 잘 상하는 것은 물질대사에 능한 세균이 활동하기에는 덥고 습한 날씨가 좋기 때문이다.

　반면에 바이러스는 이러한 물질대사가 안 되는 단순한 유전 물질 덩어리다. 아무리 맛있는 음식이라도 스스로 먹어치울 능력이 없다. 반드시 살아 있는 동물이나 식물의 세포 안에서만 살 수 있다. 따라서 기침할 때 비말과 함께 튀어나온 바이러스가 맛있는 음식 위에 떨어졌다고 해도 바이러스는 음식을 먹을 수 없다. 오히려 살아 있는 세포 바깥으로 나왔으므로 또 다른 숙주를 찾지 못하면 죽고 만다.

　이때 온도가 높을수록 소멸하는 속도가 빠르기 때문에 더운 여름에는 전염이 더 어렵고 반대로 온도가 낮은 겨울에는 세포 밖에서의 생존 시간이 길기 때문에 전염이 더 잘 된다. 구제역 바이러스가 돼지 사료 차에 묻어 다른 농장까지 이동할 수 있는 것은 한겨울의 추운 날씨 덕분이다. 생각해보라. 여름에 구제역 바이러스가 출몰해 돼지가 몰살당했다는 뉴스는 들어본 적이 없지 않은가. 겨울철에 감기 등 바이러스성 질환이 더 흔한 것도 이 때문이다. 물론 바이러스 종류마다 조금씩 차이는 있지만 대체로 그렇다. 코로나19 바이러스는 경험해보지 못한 것이라서 누구도 정확히 예측할 수는 없겠지만, 날씨가 따뜻해지면 확산이 느려질 것임은 분명하다.

　봄이여, 빨리 오시라. 우수 아침날 확진자가 대거 발생했다는 소식에 마음이 우수憂愁한 사람들을 위하여 따뜻한 봄바람이여 빨리 오시라.

2월 20일   선별진료소

병원 밖에 천막으로 된 진료 공간이 몇 개 더 세워졌고, 호흡기 증상 환자들은 선별진료소에서 진료를 받기 시작했다. 의료진도 찬바람 맞으며 환자 접수와 진료를 해야 하니, 환자도 의사도 정말 고생이다. 호흡기 증상 환자는 선별진료소에서 1차 진료를 하기 때문에 건물 안의 로비와 진료실에는 환자 수가 줄었다.

선별진료소에서는 코로나19 검사 수가 크게 늘었다. 지역사회 감염이 시작됐다는 소식에 불안이 확산되니, 지금 내가 앓는 감기 증상이 코로나19 때문인지 일반 감기 때문인지 알 수 없는 상황을 '정리'하고 싶은 것이다. 물론 역학상 인천에서는 아직 감염자가 없어 코로나19 감염증으로 진단될 가능성은 적지만, 무작정 사람들을 돌려보내기도 어려운 처지다.

직장에서 검사 독촉을 받고 오신 분도 여럿 있었다. 이런 식이면 검사량을 감당할 수 없을 듯싶기도 하다. 질병관리본부의 권고대로 가벼운 감기 증상 환자는 집에서 쉬는 것이 제일인데, 염려는 환자들로 하여금 병원을 찾도록 끊임없이 재촉한다. 오늘 하루 수십 건의 검사를 하겠지만, 그중에서 코로나19 확진자가 나올까? 없기만을 바랄 뿐이다. 만일 확진자가 선별진료소에서 걸러지지 않고 병원 내에서 진료를 받게 된다면 병원 전체가 마비되므로, 작은 가능성만으로도 선별진료소에 노력을 쏟아붓는 것은 당연한 일이다.

의심 환자가 응급실에서 진료만 받아도 해당 응급실은 폐쇄되고 환자는 바이러스 검사 결과를 기다려야 한다. 만일 코로나19 검사 결과가 양성으로 나와 확진자로 분류되면 환자의 동선에서 일하던 모든 사람이 자가격리 조치된다. 건물이야 소독하면 된다 치더라도 사람이 일을 못 하니 병원 문을 닫아야 한다. 그러면 치료를 받아야 하는 다른 질환 환자들은 어떻게 할 것인가? 환자가 집단 발생하는 대구와 경북의 병원 상태는 안 봐도 짐작된다. 전국에 우리 병원 같은 선별진료소를 운영하는 곳이 549곳이라고 하니, 부디 노력이 열매를 맺어 유행 단계에 이르지 말기를 바랄 뿐이다.

2월 21일 할 만두 한 당직

등도 배기고, 목도 아프고, 도저히 잠이 안 와서 일어나 앉았다. 물 한 잔 마시고 나니 지금 이 순간을 짧게라도 글로 남겨야겠다는 생각이 들었다. 어쩌면 내 인생에 다시없을 시간일 수도 있다. 늦은 밤 11시 7분이 지나는 시간에 진료실에서 누웠다 앉았다를 반복하는 일이 또 생길까. 흐르는 강물에는 발을 두 번 담글 수 없다잖은가. 하여 잠시 몸을 담근 이 시간을 기록한다. 진료실 컴퓨터를 켜고 타자기를 두드린다. 유튜브에서 들을 만한 잔잔한 음악을 골라 틀었다. 5년 전 들여놓은 블루투스 스피커는 아직 쓸 만하다. 타닥타닥 창문을 때리는 빗소리를 뚫고 음악이 흐른다. 문득 얼마 전 환자에게 선물 받은 화분을 돌아다본다. 아, 맞다. 꽃봉오리가 터지려 했었지. 다가가 가만히 들여다보니, 와, 벌써 뭐가 생겼다. 신입생처럼 얼굴이 상기된 봉오리 하나가 막 터져나오고 있다. 고 녀석 참 귀엽고 생그럽다. 서너 달 전에 환자분이 선물해주신 화분이다. 다음 진료 예약일에 오시면 꽃봉오리 터진 것을 보고 아마 기뻐하실 것이다. 그 전에는 난 화분 하나를 가져다주셨는데 지금도 잘 키우고 있다. 진료실에는 2단으로 된 계단식 화분받이가 있다. 화분 네다섯 개만 올려놓을 수 있는 크기라 이래저래 선물 받은 화분으로 자리가 항상 들어차 있었다. 반년 전쯤 실수로 화분 하나를 깨뜨려 빈자리가 생겼는데, 환자분이 화분받이의 빈자리를 보더니 다음 진료일에 잊지 않으시고 화분 하나를 선물해주셨다. 덕분에 진료받으러 오면 우리는 으레 화분 이야기부터 한다.

"아직도 꽃대가 안 나왔어요? 하, 그것참. 지난해에도 안 나오더니 나올 때가 됐는데 말이지요."

"뭐, 올해는 나오지 않겠습니까? 기다려보죠."

"아니, 그냥 내가 다음에 올 때 꽃대 나온 걸로 하나 가져다드릴까요?"

"아니, 완전 괜찮아요. 더 이상 놓을 곳도 없어요."

두 달에 한 번 진료 받으러 오시기 때문에 늘 했던 말을 되풀이해도 새롭다. 화분 이야기로 시작하다보면 사는 이야기, 자식 이야기까지 오간다. 다음에는 새로 생긴 이 자식(뭐, 내가 물 줘서 키우고 있으니까 자식이라 치자) 이름을 물어봐야겠다. 이름도 모르고 키우고 있었다. 정말.

밤 11시 반이 지나고 있다. 아직 여기서 세 시간을 더 머물러야 한다. 당직도 아닌데 이 시간에 병원을 지켜야 하는 데는 이유가 있다. 응급실 응급의학과 과장님들 및 의료진이 모두 격리된 까닭이다. 저녁에 119 구조대가 환자 한 분을 실어 왔다. 환자는 심장이 정지되어 응급실 인력이 총동원돼 심폐소생술을 했으나 소생하지 못하고 사망했다. 환자의 흉부 CT 촬영에서는 폐렴이 발견되었고, 소견상 바이러스 폐렴이 의심되었으며, 역학관계상 코로나19의 가능성을 배제할 수 없었다. 그래서 뒤늦게 바이러스 검사를 진행했고, 검사 결과가 나올 때까지 접촉자 전원은 격리되었다. 물론 응급실은 폐쇄되었다. 입원 중인 병동 환자를 돌볼 의사가 없어진 것이다. 갑작스런 일이 터지니 병원 직원이 전화를 했고 나는 저녁을 먹으면서 전화를 받다가 병원에 오게 되었다. 병원에서 병동을 한 바퀴 돌고, 별일 없음을 확인한 후 나는 내 진료실에서 환자의 코로나19 검사가 음성으로 나오기만을 기다리면서 대기 중이다. 오늘 전국적으로 100명 이상의 코로나19 환자가 발생했지만 우리 지역의 확진자는 없었다. 조금만 기다리자. 두 시간 후면 검사 결과가 나올 것이고, 아마도 음성으로 보고될 것이다. 그리고 격리된 의사들이 제자리로 돌아가면 나도 집에 갈 수 있다.

사람이나 사람이 사는 사회는 복잡한 부품이 맞물려 돌아가는 기계 같지만, 기계가 따라하지 못하는 융통성이 있다. 하나가 모자라면 다른 하나가 채워주고, 채워주다 지치면 또 다른 하나가 도와주며 응원한다. 나 역시 병원에 긴급한 문제가 생겼으니 와줄 수 있느냐는 요청을 받았을 때, 즉시 오겠노라고 흔쾌히 대답했다. 나도 모자란 적이 많았고 늘 도움을 받았던 사람으로서 이까짓 거 못할 것 없지 않은가. 그래도 어쩔 수 없는 것은 만두를 남길 수는 없더라는 것이다. 세 개째의 만두를 반으로 잘랐을 때 전화가 왔다. 전화를 받으면서 잘린 만두 사이로 만두 국물과 김치를 밀어넣고 있었다. 김치만두에다가 김치를 더해 먹으면 맛이 기가 막히다는 이 식성은 어쩔 수 없이 유산균에 중독된 한국인의 입맛인가.

"선생님…… (이런저런 상황 설명은 생략) 와줄 수 있으세요? 지금 좀 긴급한 상황이라."

"예, 알겠습니다."

만두가 나를 기다리고 있어 대답이 짧았다.

어느덧 시간은 흘러 포만감이 사라지고, 빗줄기는 더 거세져만 간다. 이름 모를 꽃송이와 함께 보내는 작은 방의 정적 속에서 나는 다시는 오지 않을 지금 이 순간을 적어내려가고 있다. 이런 당직은 정말 할 만두 하다.

2월 22일 신을 옹졸하게 만드는 자들

늦게까지 일어나지 못했다. 오늘 휴진이지만, 이른 아침부터 병원에서 전화가 걸려오는 통에 잠을 설쳤다. 간밤에 상태가 악화된 환자도 있었고, 바이러스성 폐렴 환자는 기대와는 달리 아직도 열이 떨어지지 않은 데다, 오늘 갑작스레 퇴원을 요구하는 환자도 있었다. 모두 다 전화로 해결해야 했다. 아직 피곤이 덜 풀린 몸을 끌고 자동차에 올랐다. 배터리 방전이 잦아진 원인이 배터리가 오래된 탓이라고 들었기에 병원 안 가는 오늘 배터리 교환을 위해 카센터를 찾았다. 때마침 고객 휴게실 TV에서 놀라운 소식이 뉴스를 타고 있었다. 대구 청도에서의 집단 발병 양상이 심각한 상태였다. 어떻게 한 병원에서 100명에 가까운 환자가 진단될 수 있는 것인가. 폐쇄 병동인 정신병동에 있던 환자 다수가 감염되었다고 한다. 아무리 밀폐된 공간이라지만, 병동 내 대부분의 환자가 감염되고 나서야 감염병을 확인한 것이다. 쉽게 납득되지 않는다. 병원은 고령과 만성 질환자가 모여 있는 곳이어서 병원에서의 집단 감염은 다수의 사망자 소식을 예고한 것이었다. 또한 폭발적으로 환자 수가 늘어난 지역은 병원과 의료진의 대처가 쉽지 않을 것이다. 보건 당국이 대책을 마련하고 조치를 취하고 있음에도 걱정이 앞선다. 대구에 거주하는 한 임신한 연예인이 이제는 외출도 어렵겠다고 인터뷰한 기사를 보았다. 집 밖을 나가기가 두려운 상황임이 충분히 이해된다. 시민들도 방역 당국도 일선에서 일하는 의료진도 모두 한동안 힘든 시기를 보낼 것이다. 휴, 이게 뭔 일람. 불과 일주일 전만 해도 전혀 다른 미래를 예상하고 있지 않았던가. 그래도 지금 최선을 다해야 한다. 자칫하면 기나긴 후유증을 남길 수 있다.

저녁 뉴스에는 걱정스러운 보도가 나왔다. 오늘 정부와 시의 불허 권고에도 불구하고 광화문 집회가 계획대로 열린다고 한다. 집단감염의 폭발력을 보고서도 내린 결정이라는 점에서 주최측의 문제는 매우 심각해 보인다. 전광훈 목사 측에서 여는 집회이고, 개신교 목사들 중에는 코로나19가 하나님의 심판이라는 주장을 펴는 사람도 있다고 하니, 그럴 수도 있겠다 싶다. 재난 사건이 있을 때 신의 뜻을 거론한 종교 지도자들의 발언은 이번이 처음은 아니다. 세월호 참사, 강원도 산불 등 자신들의 발등에 떨어진

불이 아니라서 그럴까. 아무도 검증할 수 없는 자연재해라서 그럴까. 사람들은 자기주장에 신의 얼굴을 오버랩시키는 버릇이 있다. 21세기를 사는 현대인이 하는 말이라기엔 귀를 의심케 하는 주장이지만 그런 분들을 따르는 신도들 역시 많다는 점이 안타까울 뿐이다. 생각해보자. 인간을 심판하기 위하여 미생물을 창조하신 하나님이라니. 왜 자신들의 신을 그렇게 무자비하고 옹졸하게 만드는 걸까. 몇 가지 '믿음의 조항들'에 동의하고, 종교 행사에 출석하면 구원의 대열에 오를 수 있고, 게다가 삶의 나머지 많은 문제가 해결된다고 하니 얼마나 대단한가. 세상이 그렇게 단순하면 참 좋겠다마는 진실은 OX 퀴즈가 아니다.

2월 23일 바이러스의 손가락질

한번 생기기 시작한 환자들이 하루에 두 배씩 뛰고 있다. 20일에
는 104명이더니, 21일에는 204명, 그리고 어제는 400명이 넘었다.
감염병 전문가도 확진자 한 명이 2~3명을 감염시킨다고 말하니,
병세의 확산을 그대로 확인하는 것일지도 모르겠다. 특히 감염병
관리 단계가 '심각'으로 조정되면 학교 문을 닫을 수 있다는 기사
가 눈에 띄었다. 지금도 버거운데, 학교가 몇 주 또는 몇 달 문을
닫을 수 있다는 말인가. 뉴스에서 보여주는 그래프는 그럴 가능성
을 입증한다. 허리가 꺾인 채 하늘로 치솟는 곡선은 바이러스 무
서운 줄 모른다고 인간에게 손가락질하는 누군가의 손끝 같다. 그
러나 저 곡선이 언젠가는 다시 내려가는 날이 있을 것이라고 믿고
싶다. 긍정적으로 생각해보자. 우리가 확인하고 있는 가파른 상승
곡선은 감염의 확산 양상이 아니라 진단 양상을 보여주는 것이라

고 믿고 싶다. 예배당이나 병원 등지에서 이미 퍼져버린 환자들을 빠르게 찾아내는 중이라고 말이다. 그렇다면 머잖아 곡선은 위로 볼록하게 변했다가 다시 아래로 내려갈 것이다.

확진자 수는 하루에 두 배씩 올라가지만 코로나19 관련 뉴스 보도량은 두 배씩 늘지 않는다. 이미 보도량의 최대치를 채워가며 보도해온 지 많은 날이 흘렀다.

2월 24일 삶의 템포

오전 내내 레벨 D 방호복을 입고 있는 것은 쉽지 일이었다. 장소가 천막이다보니 새어드는 추위는 둘째 문제였다. 마스크와 고글과 머리 위까지 덮어쓰고 있는 보호장구가 답답함을 싫어하는 나에게는 몹시 불편했다. 오전 일과가 끝나고 모든 장구를 벗어버렸을 때 피부가 숨을 쉰다는 걸 새삼 느꼈다. 진료실에서 비누로 싹싹 세수를 했고, 납작 눌린 머리칼을 손가락으로 흔들어 깨워 두피가 숨 쉬게 해주었다. 콧등 위에 가로로 새겨진 고글 자국은 저녁이 될 때까지도 남아 있었다.

선별진료소는 환자들로 북적였다. 전국적으로 코로나19 환자 수가 가파르게 증가하면서 병원을 방문하는 환자들 중 선별해야 하는 경우도 많아졌다. 코로나19 검사 건수도 늘었다. 정부에서는 위기경보 단계에서 심각 단계로 상향 조정했고 병원도 적극적인 대응이 요구되는 상황에 놓였다. 기존의 선별진료에서 더 나아가 모든 호흡기 증상 환자를 다른 경로를 통해 구분된 공간에서 진료해야 하고, 입원하는 호흡기 환자들도 병원에서 따로 구분하여 치료해야 한다. 질병관리본부에서 요구하는 '안심 병원'의 충족 조건들이다. 병원에서는 점심 시간에도 모여서 계획을 세웠다. 방호복을 벗어버리자마자 점심 회의에 참석하고, 밀린 병동 환자들을 보느라 오후 시간이 후딱 지나갔다. 분주하고 고된 날이다. 2009년 신종플루 이후 10여 년 만에 다시 겪어보는 감염병 심각 단계 아닌가. 퇴근길 라디오 진행자가 말했다. "평소 퇴근길답지 않게 통행이 원활합니다." 집에 도착했을 때 아내가 말했다. "마트에 갔더니 물건이 많이 없더라고. 어떤 할아버지는 쌀을 60킬로그램 사갔다네." 누군가 삶의 속도를 맞춰주는 메트로놈을 빠르게 조정해놓은 느낌이다. 사실 사람들 몸속에 몸의 대사 리듬을 빠르게 하는 아드레날린 분비량이 늘었을 거고, 몸의 대사 속도는 빨라졌을 것이다. 사람들의 몸 속도는 빨라지고, 정신은 분주해졌으며, 목소리는 반음 올라갔다.

　오늘 오후 회진 때였다. 80세의 L 할머니께서 나한테 "오셨어?"라고 말하는 톤과 표정이 느긋했다. 내가 되물었다.

　"식사는 맛있게 하셨어요?"

　"맛있었지."

"뭐가 맛있었어요?"

"간장하고 김치하고 맛있게 먹었지."

"에개, 그게 맛있어요?"(건더기 하나 없는 허여멀건한 죽에 간장과 김치 두어 점이 맛있을 리 있을까.)

"맛있어. 맛있었지."

간결하고, 나직하게 오가는 대화가 맛깔났다. 그 대화 속에서는 어떤 분주함과 긴장도 없는 평온함이 느껴지기 때문이다. 할머니는 지난주 목요일 인공호흡기를 떼는 데 성공했다. 2주 정도 폐렴으로 생사의 기로에 섰던 분이다. 보호자에게 연명치료를 안 하는 게 어떨지 생각해보시라고도 당부해두었는데, 할머니는 폐렴을 이겨내시고, 혼자서 숨 쉬는 것도 해내시고, 기어코 입으로 식사를 하는 데도 성공했다. 어찌 맛없을 수 있겠는가. 먹는다는 것은 행복한 일이다. 입으로 한입 한입 떠넣고, 오물오물 씹어 삼킨다는 것 자체가 소소한 기적이다. 별에서 나온 몸뚱이가 별에서 나온 탄소화합물을 넣고 따뜻한 몸을 유지한다는 것 자체가 대단한 행복이다. 그리고 '바로 그 속도', 한 수저 두 수저 입으로 떠넣고 먹고 씹어 삼키면서 행복을 느끼는 그 속도가 '삶의 속도'의 기준이 되어야 하지 않을까.

할머니가 인공호흡기에 의존했던 2주간의 생활을 끝내고, 튜브를 입 밖으로 제거한 후 내게 처음 한 말은 너무 재밌고 좋았다.

그때도 할머니는 평온한 표정과 잔잔한 음색으로 내게 이렇게 말했다.

"살겠어?"

2월 25일 이중 은폐 감염

오후에 접어들자 비가 그쳤다. 햇살이 임시 천막에 내리쬐자 오후
의 한기는 조금 가셨다. 날만 좋았으면 직원들이 고생을 좀 덜했
을 텐데, 오늘 아침은 비가 오는 데다가 바람까지 불어 원무와 환
자를 보거나 진료에 참여하는 모든 사람의 발끝이 얼얼했을 것이
다. 평소였으면 답답했을 법한 레벨 D 방호복이 이런 날에는 오히
려 포근함과 편안함을 준다. 지난 주말에는 비바람에 천막이 날아
가기도 했다. 오늘 오후 늦게 임시 사무실용 컨테이너 박스가 도착
할 예정이라고 한다. 무엇보다 바람으로부터 발끝은 좀 지켜줘야
하지 않나 싶다. 불안도 바람 타고 돌아다니는 듯싶다. 해외 또는
대구 지역에 다녀왔다는 이유만으로 사람들은 선별진료소를 찾았
다. 오늘은 코로나19 검사자들 중 증상이 없는 이들이 더 많았던
것 같다.

바이러스도 바람처럼 천막이나 컨테이너 가건물로 막아낼 수 있는 것이면 얼마나 좋겠냐마는 현실은 그렇지 못하다. 바이러스는 이 모든 것을 만들어낸 사람을 숙주로 하기 때문에 천막보다 세고, 컨테이너 박스보다 세며, 당연히 병원 건물보다 더 세다. 그렇잖은가. 킹을 잡으면 체스판은 끝난 거니까. 코로나19 바이러스는 킹의 몸속에 잠입 성공한 일종의 기생충Parasite이다. 부잣집에서 일하고 월급을 받는 정도가 아니라, 그 지하실에 살림을 차리고 아예 집 밖에는 나갈 생각도 하지 않는 '세포 내 절대 기생체'다. 그리고 주인집을 끊임없이 괴롭힌다. 얹혀살면서도 식구를 늘려가야 하는 건 생명의 본성이니까. 숙주의 유전 물질을 빌려 쓰면서 번식을 하는 것인데, 주인집의 주방과 침실을 빌려 쓰면서 자손을 늘리는 것이나 마찬가지다. 그러니 주인집에 들키지 않을 재간이 있을까. 젊은 집주인들은 똑똑하게 세콤이나 무인 카메라를 이용해서 무단침입한 놈들을 초기에 잡아내기도 할 것이고 면역력이 약한 노인들은 발견이 늦어 기생 가족이 집을 점령해버리기도 할 것이다. 어찌됐든 언젠가는 주인집과 기생충 가족의 혈투가 벌어지기 마련이다. 내쫓으려는 주인집과 버티려는 기생충 가족의 충돌! 결론은 어떻게 될까? 주인집의 대응 능력에 따라 달라지겠지만, 중요한 것은 이 결론이 기생체의 전파속도력과 관계있다는 것이다. 역설적이게도 기생충 가족이 혈투에서 승리하는 속도가 빠를수록 전파속도력은 느려진다.

바이러스의 번식과 전파라는 측면에서 가장 중요한 것 중 하나는 숙주를 죽이지 말라는 것이다. 숙주에 의존해서 사는 바이러스는 숙주가 사멸하면 함께 운명한다. 무단침입한 기생물이 집주인이 되는 데 성공하는 순간 기생물도 함께 운명하게 되는 것이다. 하여 사람에게 경미한 증상만 일으키는 바이러스는 오래오래 장수하고 몰래몰래 전파된다.

설상가상으로 한국 사회의 코로나19의 전파는 한 가지 행운을 얻었다. '보이지 않는 바이러스'가 '보이지 않게 활동하는 사람들'인 신천지를 만난 것이다. 일반적으로 종교 행사를 위해 사람들은 실내 공간에 모인다. 신천지의 예배 좌석 배치는 일반 종교보다 훨씬 밀접하다고 한다. 그리고 이들은 포교활동에 대단히 열심이다. 일주일에도 몇 번씩 회합을 가지는 데다, 무엇보다 이들은 자신의 신분을 속이고 만나는 포교 방식을 활용한다. 신분이 드러나면 곤란한 사람들이 보이지 않는 바이러스에 걸렸다. 스스로의 신분을 드러내지 않는다면 진단이 늦어질 것이고, 그렇다면 지역사회로의 확산은 막을 수 없게 된다. 바이러스로서는 절호의 기회일지 모르나 방역 당국으로서는 정말 난감한 일이 아닐 수 없다. 바이러스도 안 보이고, 감염자도 안 보이는 이중 은폐double blind 상태가 된 것이다.

「낭만닥터 김사부」의 마지막 회가 끝났다. 모든 게 김사부의 의도대로 흘러갔다. "자신을 인정해주는 만큼 사람은 성장하는 법이야"라고 말한 김사부는 자신을 싫어하는 박 교수마저 원장 자리에 앉히는 내공을 보여주었고, 두 쌍의 러브 라인이 행복한 결말을 예고하면서 드라마는 막을 내렸다. 마지막 회에서 자신이 기생체임을 고백하는 사람이 있었는데 그는 원장님 줄 한번 잡아서 성공하고 싶어 지난 10년간 여기까지 왔다고 했다. 권력에 기생하다가 자립력마저 잃어버린 눈먼 사람. 이런 자에게 "눈먼 기생충blind parasite"이라고 이름을 붙여본다. 드라마는 악역이 있어야 주인공이 빛나는 법이고, 권력에 빌붙는 사람이 있어야 "사람이 먼저야"라고 외치는 의사가 빛나는 법이다. 세상도 마찬가지이지 않을까. 여러 난관이 있지만 생명체는 원래 상처 후에 더 단단해지는 법이니까. 코로나19가 한국 사회를 강타하고 있고 많은 숙제를 남길 테지만, 그럼에도 나는 우리 사회가 이 역경을 이겨낼 것이라고 믿는다.

2월 26일   비루스와 바이러스

의대생 시절, 아마도 생물학 시간이었을 것이다. 바이러스 질환을 배우다가 깜짝 놀랐다. 고등학교 농업 시간에 배웠던 비루스와 바이러스가 같은 말이라는 것을 알게 된 것이다. 농업 책에는 비루스 병을 농작물을 황폐화시키는 몹쓸 역병 같은 것으로 소개했고, 선생님께서는 이것을 아주 찰지게 발음하셔서 나는 비루스 병을 인간의 농사를 빌어먹을 정도로 헤집어놓는 나쁜 병이라고 이해하고 있었다. 그러니까 'virus'를 미립자를 통칭하는 말이 아니라 무슨 연쇄살인범의 이름 같은 고유명사로 이해하고 있었던 것이다. 바이러스의 실체를 알게 된 후 내 의식 속에서 '비루스'는 급격히 주가 폭락했다. '고작 유전 물질 덩어리였던 거야?'라고 생각하게 된 것이다. 이런 '공포'라는 감정의 격하는 아마도 무지의 불안이 꺼지면서 생긴 현상일 것이다.

바이러스의 정체가 아직 알려지지 않았을 100년 전에 바이러스 질환이 사람들에게 주는 공포는 어땠을까? 상상해보자. 역병이 돌자 사람들이 죽어가고 흉흉한 소문이 돌기 시작한다. 마을의 공동묘지는 이미 만석! 거리에 시체들이 보이기 시작한다. 산다는 것은 사랑하는 사람을 보낸 후의 외로움을 견뎌내는 과정이라 했던가. 역병의 현장에서는 그 외로움에 더하여 임박한 죽음의 공포를 함께 견뎌내야 한다. 누구는 이것을 천벌이라 하고, 조상을 못 모신 탓이라고도 하며, 누군가 한을 품고 죽은 탓이라고도 한다. 천연두나 나병 같은 피부병변을 동반하는 질환자들은 사람들로 하여금 극심한 혐오를 유발해 격리되었을 것이고, 콜레라와 같은 설사병이 돌면 도시 전체에 풍기는 분변 냄새가 공포를 가중시켰을 것이다. 그때의 공포와 불안은 지금 확산되고 있는 사태의 몇 배 또는 몇십 배에 달했을 텐데, 사실 가늠이 잘 되지 않는다. 어쩌면 극대화된 공포보다는 체념을 택하는 사람들도 있었을 것이다. "이번 생은 망했어!"라면서.

1918년 발생한 스페인 독감은 전 세계적으로 5000만 명을 죽음으로 몰고 갔다. 이때도 바이러스는 현미경으로도 확인할 수 없는 미생물이었고, 사람들은 막연함에 무방비로 노출되면서 공포에 떨었다. 페스트가 유럽 대륙을 휩쓸었을 때에도, 천연두로 라틴 아메리카의 인디언들이 몰살당할 때에도 바이러스는 무지의 어둠 속에서 자신을 드러내지 않으면서 효과적으로 불안을 유발했다. 가깝게는 60만 명이 사망한 1960년대 말의 홍콩 독감 때에도 바이러스는 뒤늦게야 정체를 드러냈다.

정체를 드러내지 않았을 때, 적의 파괴력과 행동 양식이 베일에 가려져 있을 때 '적에 대한 공포'는 그 자체가 무기다. 비유가 적절하지 않은 것을 알지만 대략 느낌만 이해해주시라 양해를 구하면서 다시 한번 내 경험을 말씀드린다. '비루스'가 '바이러스'보다 더 무서웠던 이유도 대략 비슷하다.

환자: 가슴이 답답해요. 누워 있어도 한숨을 쉬게 되고요. 숨이 모자란 거 같아요.

의사: 언제부터죠?

환자: 그제 밤부터요.

의사: 심리적으로 생긴 증상 같아요. 요즘 걱정이 많으시지요?

환자: 네, 걱정이 좀 돼요. 돌아다닐 수가 없잖아요.

의사: 걱정 마세요. 안심하면 좋아질 겁니다.

(환자는 훨씬 편안한 표정으로 진료실 밖으로 나가려다가 멈칫 돌아보며 말한다.)

"그런데요, 주사 한 대 놔주시면 안 돼요?"

진료실에서 이런 대화가 부쩍 늘었다. 뉴스를 보면 나 같은 사람마저 무섭고 심장이 조금 뛴다. 다시 마음을 잡고 삶의 속도와 리듬감을 회복해야 한다. 진료실에서 진료를 시작하면 오히려 마음이 가라앉는다. 우리는 '비루스'가 아니라 '바이러스' 시대에 살고 있지 않은가. 지금 우리가 대처하고 있는 바이러스는 그 외모뿐만 아니라 설계도(유전자 염기서열)까지 알고 있다. 그러니 그 설계도의 일부를 증폭시켜 상대의 존재를 파악(RT-PCR 검사)하고 역학 조사를 통해 상대가 대략 어디쯤 있는지도 안다. 우리는 인간 역사상 역병에 대해 가장 많이 알고 있는 최강 파워 최강 똘똘 팀이다. 물론 코로나19에 대해 안심하고 방심하자는 말은 아니다. 다만, 과도한 걱정이 예방과 치료에 도움이 되는 것은 아니니까. 전염병에 대한 대응은 '과도하게' 그러나 걱정은 '합리적으로' 했으면 좋겠다는 말이다.

2월 27일 바이러스와 세균

하루 새 환자 수가 505명 늘었다. 총 1766명이다. 환자 수가 가파르게 늘고 있는데, 역시 대부분 대구 경북 지역의 주민들이다. 오늘은 치료 받지 못한 채 자가격리하던 70대 환자 한 분이 사망했다는 소식이 들려왔다. 환자가 몰려 있는 지역의 환자들과 병원은 정말 혼란스럽고 고통스러운 시간을 보내고 있을 것이다. 어제 대구시 의사회장의 호소문이 있었고, 하루 만에 250여 명의 의사가 코로나19 확진 환자를 진료하기 위해 자원했다는 뉴스가 보도됐다. 그분들의 헌신과 용기에 박수를 보낸다.

코로나19 뉴스가 전국을 휩쓰는 통에 독감 환자는 눈에 띄게 줄었다. 손 씻고 마스크를 착용하는 개인 위생에 신경을 쓰는 통에 독감뿐 아니라 호흡기 환자가 전체적으로 줄어들었다. 특히 독감이 유행하던 1월에는 치료제인 페라미플루를 구할 수 없을 정도였는데, 지금은 약국에 주문만 하면 얼마든지 구할 수 있다. 바이러스 환자는 눈에 띄게 줄었지만 세균성 폐렴 환자는 여전한 것 같다. 어제오늘 두 분의 환자가 폐렴이 악화되면서 중환자실 치료에 들어갔다. 두 분 다 공교롭게도 만성 폐질환을 기저질환으로 가지고 있다.

치료 현장에서 보면 바이러스와 세균은 활동 방식이 많이 다르다. 적어도 세균성 폐렴은 전염성 질환이 아니어서 유행하시 않는다. 치료할 공간으로 격리실이나 음압병실이 필요하지 않다. 침대 사이에 적당한 간격을 유지하고 손 위생만 잘 준수하면 된다. 게다가 세균에는 항생제라는 적절한 치료제가 있다. 항생제抗生劑, antibiotics는 말 그대로 살아 있는 것을 없애는 물질이다. 이것을 팔이나 다리에 연결한 정맥주사를 통해서 투입하면, 항생제는 피를 타고 몸을 한 바퀴 돈다. 그러다 세균이 있는 부위를 지나가면서 세균을 공격한다. 여기서 핵심! 세균도 살아 있고, 우리 몸을 구성하는 세포들도 똑같이 살아 있는 것인데 항생제는 우리 몸의 세포가 아닌 세균만을 공격한다. 몸의 세포들에게는 없지만, 세균들에게만 있는 무엇을 공격하는 것인데, 대표적인 것이 세포벽이다. 그리고 인간과 세균의 경우 세포소 기관 중 단백질을 만드는 리보솜이라는 것도 조금 다르게 생겼다. 뿐만 아니라 유전 물질 복제 과정의 다른 점을 공략하는 항생제도 있다. 하여간 세균은 여러

면에서 인간의 세포와는 다른 점이 있다.

문제는 바이러스의 경우 이처럼 구별 짓는 것들을 갖고 있지 않다는 것이다. 세포벽도 없고, 세포소 기관도 없다. 자신의 유전자를 복제하는 과정도 숙주세포의 것들을 빌려 쓴다. 오죽하면 아무것도 없는 이것을 '생명'이라고 정의할 것인가에 대한 논의가 분분할 정도다. 그런데다 너무 작다. 크기가 세균의 10분의 1, 100분의 1밖에 되지 않는다. 그러니 항바이러스제를 만들기가 어려울 수밖에 없다.

더 큰 문제도 있다. 너무 작아서 인간과 구별하기 어려운 바이러스가, 얄밉게도 인간이 하는 건 다 좋아한다는 사실이다. 비행기도 잘 타고, 크루즈도 잘 탄다. 영화 「부산행」에서 봐서 아시겠지만 KTX도 좋아한다. 그리고 이번 코로나19를 통해서 새로운 사실이 드러나는 것 같다. 이 녀석들은 신앙생활도 하는 것 같다. 오늘 신천지 신도의 검사 양성율이 82퍼센트라고 하는 기사를 보니, 사실인 것 같다. 별걸 다 따라한다.

한국 천주교회는 236년 만에 처음으로 미사 중단을 발표했고, 개신교 교회도 예배를 중단하는 곳이 속속 늘고 있다. 사람이 모이는 행사는 모두 취소하는 분위기다. 지난 화요일 독서 모임도 취소되었고, 아파트 단지 탁구 모임 월례회도 취소되었다. 바이러스의 전파를 막기 위한 선제적 행동들이다. 그러나 더 중요한 것이 있다. 바이러스 유행을 막기 위해 인간으로서 할 수 있는 가장 중요한 것은 '연대'다. 이웃을 잠재적 위협으로 만드는 감염병에 맞서, 배제가 아니라 협력과 헌신으로 연대하는 것은 이웃을 있는 그대로의 이웃으로 지켜준다. 이건 바이러스가 절대 따라하지 못하는 것이다. 오늘 의료 재난 현장으로 가서 일하겠다는 250명의 의사 선생님이 참으로 고맙고 감사하다.

2월 28일 목소리의 음 자리

대화 #1

"흉부 방사선 사진은 아무런 문제가 없습니다. 걱정하지 않으셔도 됩니다."

"그런데 이건 뭐죠?"

환자분이 다급한 목소리로 묻는다. 손가락으로 모니터의 한 부분을 가리키고 있다.

"이거 말인가요? 이건 심장입니다. 심장을 보고 놀라시면 안 되죠."

대화 #2

"지금 증상으로는 가벼운 감기인데요. 특별히 다른 검사는 필요 없을 거 같아요."

"그래도 (코로나19) 검사해주세요. 아이들을 가르치는 일을 하고 있어서, 걱정돼서 미칠 지경이에요."

퇴근하는데 몸이 녹초가 되어버렸다. 선별진료소 당직을 맡은 날 체력이 쭈욱 빠지는 이유는 육체적 노동보다는 달아오른 감정들을 다스려야 하기 때문이다. 직원도 의사도 마찬가지다. 목소리 톤이 반음 올라갔던 지난 주에 비해 이번 주는 확실히 한 음이 통째로 올라간 느낌이다. 오후 들어서면서 인천 지역에 확진자가 늘었다는 소식이 한몫했을 것이다. 총 다섯 명의 확진자가 있다고 한다. 환자 다섯 명에 목소리가 한 음이 올라갔다면…… 이렇게 계속 올라갈 수만은 없을 텐데 말이다. 언젠가 더 이상 우리 목소리가 올라갈 필요가 없다는 것을 알게 될 때가 올 것이다. 날로 증가하는 확진 환자 수가 감소하기 시작할 때가 그 한 가지 경우이고, 또 하나가 있다면 목소리 톤을 올리는 것이 가져올 실익이 없다는 것을 깨달을 때일 것이다. 그러나 목소리의 톤 역시 하나의 사회적 신호다. 누군가 톤을 높여 목소리를 내고 있으면 반드시 그쪽을 바라봐야 하고 필요하면 움직여야 한다. 톤이 극단적으로 올라간 '비명' 역시 마찬가지의 신호다.

병원에서 목소리의 음역대와 음량이 급상승할 때가 가끔 있는데 떠오르는 기억이 하나 있어 글로 옮겨본다. 중환자실 회진을 돌 때였다. 환자 한 분의 호흡이 몹시 안 좋았다. 호흡할 때마다 어푸어푸 소리가 났고, 환자의 호흡을 모니터링하는 산소포화도도 겨우 유지되고 있었다. 얼마 가지 않아 환자는 호흡부전에 빠질 테고, 그럼 누군가 응급으로 기관삽관을 하고 인공호흡기 치료를 해야 한다. 하필이면('하필이면' 이 말은 속으로 여러 번 뇌까렸다) 내가 지나가고 있을 때 이 환자의 호흡은 더 안 좋아졌다. 이 환자를 빨리 조치해야겠다고 간호사에게 말했지만, 환자의 주치의인 신경외과 의사가 수술방에 들어가 있다는 말이 간호사로부터 되돌아왔다.

그냥 지나갈 수 없는 상황이 되어버려 기관삽관을 하려고 팔을 걷어붙였다. 입을 벌리고 후두경으로 턱과 혀를 들어올려 성대 사이로 튜브를 밀어넣어 기도를 확보해야 한다. 살집이 많고 덩치가 있는 여성 환자 분이었는데, 아무리 턱을 들어올려도 기도가 보이질 않았다. 이미 턱 근육이 경직되어 이를 악물고 입을 벌리지를 않는 것이다. 나는 근육이완제를 투여하라고 지시했다. 그때부터 살짝 걱정되면서 식은땀이 났다. 왜냐하면 근이완제를 투여하면 근육이 완전히 이완되면서 턱 근육뿐 아니라 호흡 근육마저 일을 하지 않기 때문이다. 재빨리 기관삽관에 성공하지 않으면 환자가 죽을 수도 있다는 말이다.

우려는 현실이 되기 마련이다. 아무리 후두경을 들어 목 안을 살펴봐도 기도가 보이지 않는다. 튜브를 밀어넣어보지만 들어가지 않는다. 환자 얼굴이 파래지기 시작한다.

"산소포화도 80입니다."

"70입니다."

"선생님!"

"50입니다."

수간호사의 목소리는 한 번 외칠 때마다 대략 음계가 2도씩 상승했고, 내 심장박동도 20회 정도씩 상승한 것 같다. 이윽고,

"브라디, 선생님, 브라디입니다. 에피 가져와! 에피!"(브라디는 환자의 심장이 서서히 뛰기 시작했고 곧 심장마비가 올 것이라는 의미).

'올 것이 온 건가. 하필이면 내가 지나갈 때 환자가 안 좋아진 것인가? 내가 괜한 오지랖을 떤 걸까. 내가 생면부지의 환자에게 무슨 짓을 한 거지. 보호자에겐 뭐라고 해야 하나. 남편은 있겠지? 이제 나는……' 순식간에 이 모든 것을 생각해낼 정도로 내 정신은 아드레날린으로 춤추고 있었다. 에라 모르겠다. 나는 진짜 마지막이라는 생각으로 튜브를 밀어넣었는데, 웬일인가. 제대로 들어간 것 같다. 엠부를 짜는데 환자의 가슴이 오르락내리락했다. 환자의 산소포화도가 정상으로 회복되었고, 맥박도 제자리로 돌아가고 있었다. 심폐소생술을 위해 몰려들었던 중환자실 내의 인력들은 모두 제자리로 돌아갔고, 수간호사의 목소리도 자기 음 자리로 돌아갔다. 나는 이 모든 것이 나의 계획 안에 있었다는 듯 낮

은 음 자리의 목소리로 말했다. "주치의에게 연락해. 어쩌고저쩌고." 그러고 나서 스테이션에 벗어두었던 가운을 손으로 낚아채서 공중에 한 바퀴 돌려 입으면서 터벅터벅 걸어 중환자실을 빠져나왔다. 돌담병원의 김사부처럼.

3월 2일 불쌍한 눈알들

고글은 습기가 쉽게 찬다는 단점이 있었는데, 헬멧을 사용하면서 해결되었다. 헬멧은 습기 때문에 생긴 얼룩을 없애기 위해 여러 번 벗고 닦아야 하는 고글의 단점을 완벽하게 해결했다. 게다가 고글은 주름을 남긴다. 고글을 벗고 나면 주름 자국이 제법 오래간다. 고글이 닿는 안면부가 답답한 것은 물론이다. 고글을 벗고 거울로 확인하는 깊은 주름이 달가울 리 없다. 세월이 밟고 지나간 흔적처럼, 주름은 세월을 모두 기억하는 듯 보였으니까. 새로 만난 헬멧에 살짝 기분이 좋았으나 오래가지 않았다. 이마로 집중되는 무게감이 엄청났다. 내가 예민한 거겠지만, 나는 30분 이상 쓰고 있을 수가 없다. 대단한 기세로 날 누르는 것 같다. 어쩔 수 없이 썼다 벗었다를 반복해야 했다.

고글의 가장 큰 단점은 따로 있다. 고글 자체의 문제가 아니라

고글이 보호하려는 '눈eye'이다. 눈알 두 개가 글라스의 효과 때문인지 약간 커 보이고, 착 달라붙어 얼굴을 누르는 테두리 때문인지 눈알이 튀어나오려는 것 같다. 글라스 옆 테두리가 시야의 각도를 좁혀놓았으므로 고글 속 눈알은 항상 정면만 응시한다. 두리번거릴 줄 모르는 눈알들. 그래서 눈알과 눈알이 만날 때는 두 쌍의 알들의 시선이 평행하게 맞서게 된다. 심쿵이나 띠옹! 또는 어떤 '떨림'이 있을 법한 눈인사가 오갈 각도이지만, 고글 속 눈알들은 서로의 퀭한 눈망울을 아무런 감정 없이 바라본다. 그 속에서 어떤 감정을 찾아낸다면 '너도 힘들구나'라는 위안 또는 '나만 힘든 게 아니구만'이라는 위로다.

안심진료라는 게 시작되었다. 코로나19에도 불구하고 안심하고 병원 진료를 받을 수 있도록 만든 시스템인데, 우리 병원도 안심병원 서비스를 시작했다. 모든 호흡기 질환을 가진 외래 환자와 입원 환자들의 진료 공간 및 동선이 타과 환자들과 겹치지 않게 만든 것이다. 안심진료를 하기 위해 병원 내부 공사가 진행되었고, 건물 밖에는 컨테이너 박스가 두 개가 새로 들어섰다. 호흡기 질환 환자들은 외래 진료를 받기 위해 병원 내부로 들어오는 길도 다르고, 입원할 때의 동선과 입원 공간도 구분된다. 여기까지는 좋다. 문제는 안심병원 서비스를 제공하는 의료진들이 마스크에 고글을 써야 한다는 것이다. 선별진료에 더해서 안심진료까지. 아침부터 오후 늦게까지 고글 속에 갇혀 지내는 눈알들. 불쌍한 눈알들. 하루빨리 이 시기가 지나가야 한다. 고글 속 눈알들이 동태 눈알처럼 티미해져가기 전에.

3월 4일 뇌는 최악의 상황을 자기 증상으로 확신하는 경향이 있다

오늘 아침 포털 뉴스에 "코로나19, 중추신경계 침범 가능성 신경계 감염증 가능성… 두통·구토 등 증상 연관"이라는 제목의 기사가 떴다. 기사는 국제 학술지 『바이러스학 저널』에 실린 논문을 인용하여 코로나19 바이러스가 다른 바이러스와 마찬가지로 호흡기 감염을 통해 중추신경계로 전파될 수 있으며, 이때 두통, 구역질, 구토 등의 증상이 나타날 수 있다고 전했다. 그리고 코로 감염되었을 경우 호흡부전 가능성이 높아진다면서 마스크 착용 시 코를 덮을 것을 강조하는 연구자의 말을 전했다. 마스크는 당연히 코까지 덮는 용도라 새로울 게 없는 기사였지만, 이 기사는 많은 사람의 관심을 끌었고 포털 뉴스의 메인 화면에까지 올라왔다. 기사 제목 때문이리라. 이 기사를 읽은 사람들이 각별히 주의를 더 기울여 코로나19 바이러스로 인한 중추신경계 감염을 예방할 수 있을까? 기자는 두통, 구토 증세가 있는 사람들이 중추신경계 감염증을 막기 위해 빨리 전문의를 찾아가라고 말하고 싶었던 것일까? 아니다. 이 기사는 유용한 정보를 제공하기 위한 목적이 아닌 것 같다. 이것은 그저 기사를 위한 기사이고, 국민에게 불필요한 불안을 야기할 수 있다. 기사로 인해 생긴 불안감으로 병원을 찾는 사람을 안심시켜야 하는 의사의 기분은 좋지 않다. 내일이나 모레쯤이면 코로나19 검사를 위해 선별진료소를 찾는 두통 환자들이 반드시 있을 것이다.

내 경험에 근거하여 예상되는 시나리오를 써보면 이렇다. 두통 환자들이 기사를 보자마자 병원을 찾는 것은 아니다. 기사가 심어준 불안이 환자의 몸 안에서, 특히 뇌 안에서 증폭되는 데는 하루 이틀이 걸린다. A씨가 오늘 아침에 두통이 생겼다고 치자. 평소 같으면 대수롭지 않게 타이레놀 한 알 복용하고 지났을 테지만 오늘은 달랐다. 포털 기사에서 "신경계 감염을 일으키는 코로나19 가능성"이라는 기사를 본 것이다. A씨는 내용을 자세히 살피지는 않았으므로 기사 제목이 주는 충격만 마음속에 새기게 된다. A씨는 슬슬 두통이 신경 쓰이기 시작한다. 퇴근 후 휴대전화를 열어 다시 검색을 한다. 포털 사이트에서 두통과 다른 신경계 감염증에 대해서도 검색해본다. 검색어는 기사 제목에 있었던 '신경계 감염'이다. 네이버는 '신경계 감염'과 관련된 수많은 정보를 제공하고 있다. 특히 바이러스에 의한 뇌수막염 등이 있을 수 있으며, 이것은 자칫 평생 안고 가야 하는 후유증을 남길 수 있다는 정보를 읽으면서 A씨는 식은땀을 흘린다. 경기도에 사는 B씨가 뇌수막염의 후유증으로 침상생활을 하면서 콧줄로 연명치료를 하고 있다는 기사를 접하니 머리가 더욱 지끈거린다. 오늘 밤 A씨는 쉽게 잠들지 못한다. 자신이 신경계 감염증일 수도 있다는 의심은 새벽 즈음 확신으로 바뀐다. 잠을 설친 까닭에 머리가 띵하고 멍하지만, 그 모든 것이 신경계 감염증의 증상이라고 생각한다. 아직 잠에서 깨지 않은 두 아이가 떠오르면서 눈가에 눈물이 핑 돈다. 아이들이 불쌍해진다. 아침 일찍 A씨는 코로나19 검사를 위해 선별진료소로 향한다.

통증은 물리적 자극에 의한 감각 현상이지만, 동시에 뇌 현상이기도 하다. 뇌는 물리적 자극 없이 혼자서도 증상을 만들어낼 수 있다. 이때 '질환에 대한 정보'는 뇌의 증상 창작에 도움을 준다. 요즘처럼 호흡기 질환에 대한 정보가 쏟아지는 시기엔, 몸의 작은 변화조차 뇌는 호흡기 질환에 대한 증상으로 확대 해석할 수 있다. 이때 시작된 불안은 뇌로 하여금 다시 인터넷 검색을 통해 정보를 찾게 만든다. 그러면서 뇌는 여러 정보 중 최악의 상황을 자기 증상으로 확신하는 경향이 있다. '정보→증상→확신→다시 정보→다시 더 확신→증상 악화'의 악순환에 빠지는 것이다. 악순환을 촉발하는 것은 대개 과도한 정보다. 그래서 건강에 대한 불안을 조성하는 기사는 더욱더 조심해야 한다. 기사 하나 때문에 잠 못 이루는 수많은 사람이 있을 수 있다는 것을 기자들은 기억했으면 좋겠다.

3월 5일 주변이 온통 바이러스 애기뿐이다

환자 수 증가세가 꺾이기 시작했다. 하루 최고 500명 이상씩 증가하다가 오늘은 300명대로 감소했다. 신천지 교인에 대한 검사가 어느 정도 마무리되면서 확진자 증가 폭도 조금씩 줄고 있다. 전국에서 인구 대비 환자 수가 가장 적은 인천에 근무하는 나로서도 그 여파를 확연히 느낄 수 있었다. 우리 병원에서 아직 확진된 사람은 없었다. 환자들의 불안이 누그러지는 것도 확연히 느껴졌다. 병원을 찾는 사람의 수도 줄었다. 뉴스를 진행하는 앵커들의 목소리도, 환자들의 마음도 한결 톤 다운된 것이다. 그래서 모처럼 한가한 오후를 보낼 수 있었다.

부산스런 일상에 매몰되어 있다가 갑자기 여유가 생기면, 사람은 당황하여 여유를 날려버리기 쉬운 법이다. 모처럼 생긴 여유에 영화를 보고 싶어 인터넷 TV 채널을 돌렸다. 「컨테이전」이 눈에 띄었다. 바이러스 재난 영화라는 얘기를 들었던 터라 채널을 고정시켰다. 영화는 홍콩에 출장 다녀온 한 여성 회사원의 이야기로 시작한다. 여성은 가족의 품으로 돌아온 지 하루 만에 원인 불명의 질환으로 사망했고, 환자의 아들도 죽는다. 뭔가 치명적인 전염병이 시작된 것이다. 홍콩, 시카고, 런던 등 바이러스 질환이 비행기를 타고 전 세계로 퍼지는 데는 채 일주일이 걸리지 않았다. 바이러스는 호흡기를 통해 인체로 침범했고, 수일 내에 중추신경계 감염을 일으켰으며, 사람들은 경기Seizure를 하면서 거품을 물고 쓰러져갔다. 미국의 질병통제센터는 각 지역으로 요원을 파견해 역학 조사를 시작한다. 결국 나는 리모컨을 들어 TV를 껐다. 과학적 검증과 설정이 그럴듯한 영화였지만, 두통이 와서 더는 볼 수가 없었다.

머릿속이 꽉 차서 여유 공간이 없었던 골통에 탁구공이 하나 더 들어가 자리를 잡으려 하니 서로 부대낄 수밖에 없는 듯한 그런 느낌이다. 아이고 머리야 하면서 잠시 침대에 누웠는데, 안구가 눈꺼풀 아래에서도 돌아가는 느낌이다. 안구와 두뇌 속의 전기 회로 시동이 꺼지는 데도 시간이 걸리는 것 같다. 30분쯤 쉬니까 두통이 사라졌는데, 생각해보니 두통이 생길 만한 일상이었다. 모처럼 한가한 오후, 스마트폰을 내내 들고 있었다. 집에 돌아와 저녁 뉴스를 보는데 바이러스 얘기뿐이라 중간에 껐고, 그러고 나서 쉰다고 본 영화가 바이러스 영화니. 이것은 '뇌'에 대한 학대다. 뽕망치로 내리치거나 언어폭력을 쓰지 않더라도 얼마든지 학대가 가능하다. 같은 주제, 같은 내용을 계속 보게 만들면 그것을 해석하는 뇌는 피로해질 수밖에 없는 것이다.

이번엔 거실로 나와 파헬벨의 「캐논」을 틀었다. 역시 학대받은 뇌에게 가장 큰 위로가 되는 것은 음악이다. 눈을 감아 안구 세포로부터 시작되어 뇌로 전해지는 신호를 차단했다. 저녁 공기가 싸늘해 스웨터를 한 겹 더 입어서 체온을 포근한 상태로 유지했다. 쿠션에 몸을 기대니 피아노 선율이 경직된 신경세포에 안마를 시작한다. 따단~따~단~다다단. 건반이 강약 있게 신경을 두드렸다. 속도를 내다가도 어느새 되돌아와 여유를 즐긴다. 역시 「캐논」은 피아노로 들어야 제맛이다. 첼로나 오케스트라 버전의 연주곡도 있지만, 아무래도 현악기는 건반 악기 같은 마사지 감이 적다. 두드린다기보다는 쓸어내린다는 느낌의 현악기는 '위로'가 될지언정 두드림 효과로 긴장된 신경을 풀어주는 데는 피아노만 못하다. 여러 번 듣고 또 들었다.

인간은 한 가지 일에만 매몰되어 살 수는 없는 존재다. 수만 년간 우리는 비슷한 방식으로 살아왔다. 농사를 짓기도 하고, 남자들은 사냥을 나가기도 했지만 대부분의 시간은 멍하니 먼 산을 바라보고, 귓가에 스치는 바람 소리를 듣기도 한다. 마을에 작은 일이라도 생기면 쫓아가 참견도 하고 일을 거들기도 한다. 집에 아이가 태어나면 그 아이가 성장하는 것을 함께 지켜보고, 아이가 결혼할 때, 누군가 임종할 때 달려가서 참여하고 탄생과 죽음을 함께 체험한다. 인류의 역사 대부분의 시간 동안인 선사시대에 인간은 생계를 위해 일한 시간이 하루 평균 4시간이었다고 한다. 다양하면서도 여유로운(한가한) 일과 속에서 우리 몸과 뇌는 형성되어 왔다. 가끔은 '전문직'이라는 직종이 인간의 본성에 잘 맞지 않는 것 아닌가 하는 생각이 든다. 하나만 보고 살도록 설계된 몸이 아닌 것 같다. '한 우물만 파라'는 속담은 전문가의 깊은 지식을 치켜세우는 속담일지 모른다. 그러나 우물 속에서만 사는 사람이 과연 행복할까? 우물이 깊어질수록 하늘은 좁아질 텐데 말이다.

3월 7일 절박한 질문에 답답한 대답

이른 아침 응급실에서 전화가 왔다. 응급실 센터장님이었다. 상의할 것이 있다면서 말을 꺼냈다. 현재 응급실에서 원인 불명의 모든 폐렴 환자에 대해서는 코로나19 검사를 시행하고 있는데, 과연 이게 맞느냐는 질문이었다. 답은 이미 정해져 있었다. 그게 틀리다고 말할 수 있는 사람은 세상에 없으니까. 원인이 불분명한 폐렴에 대해서는 당연히 검사를 시행하는 것이 맞다. 그런데 문제는 원인이 분명한 폐렴이 얼마나 있겠느냐는 것이다. 연하장애가 있는 노인들에게서 보이는 전형적인 흡인성 폐렴이라면 모를까, 그렇지 않으면 폐렴의 원인을 단정지어 말할 수 있는 사람은 없다. 더군다나 이 시국에 코로나19가 아니라고 결정을 내릴 수 있는 사람은 더 없다. 상황이 이렇다보니 코로나19 검사를 시행하는 건수가 많아지고, 그러다보니 검사 결과가 나오기 전까지 응급실을 폐쇄하는 상황에 이르는 것이다. 물론 폐렴 진료에 참여한 사람들도 함께 격리 조치되어야 한다. 하루 이틀이 멀다 하고 이런 상황이 반복되는 탓에 응급실은 제대로 굴러갈 리 없고, 의료진과 환자 모두 지치고 힘들어 질문이 자연스레 떠오른다. "이게 정말 맞는가?"

얼마나 답답했을지 충분히 공감돼서, 토요일 이른 아침이지만 전화 받는 기분이 나쁘지 않았다. 다만 내 대답이 시원하지 못해 전화하신 분의 마음이 풀리지는 않았을 것이다.

얼마 전에는 퇴근하려고 준비 중인데 심장내과 과장님께서 전화를 걸어와 흉부 CT를 봐달라고 했다. 심근경색으로 응급실에 내원한 환자인데 심폐소생술에도 불구하고 사망했으며 사후 시행한 CT상에서 폐렴이 보고된 것이다. 환자는 사후 검체가 채취되어 코로나19 검사를 진행 중인데, 과장님은 자신이 집에 가도 되겠는지 의견을 구해왔다. 집에 가자니 행여 어린 자녀들을 감염시킬까봐 걱정이고, 집에 가지 않고 결과를 기다리자니 역시 아이들이 어려서 걱정이라는 것이다. 마찬가지로 답답한 상황이다. 심폐소생술 후 CT 촬영을 하면 폐부종으로 인해 폐병변이 생기곤 하는데, 이것을 코로나19로 인한 폐렴과 구분할 방법이 없다. 환자의 폐 CT 사진에는 폐 전반에 걸쳐 젖빛 유리 음영이 얇게 퍼져 있었다.

이 상황에서 집에 가셔도 된다고 말할 수 있는 사람이 어디 있겠나. 나는 병원에서 기다리다가 결과를 보시고 집에 '마음 편하게' 가시는 게 좋겠다는 의견을 드릴 수밖에 없었다.

3월 8일 핵심 단서는 감춰져 있다

레지던트 1년 차일 때 위 연차 선배와 신장내과 회진을 돌고 있었다. 40대로 보이는 한 남성이 발열과 함께 신 기능(콩팥 기능)이 악화되어 입원해 있었다. 선배는 환자의 얼굴을 빤히 쳐다보더니 병실을 나오면서 말했다.

"결막 충혈이 있잖아. 한타바이러스야."

곧 혈액검사가 진행되었고, 한타바이러스에 의한 유행성 출혈열이 진단되었다. 한타바이러스는 평소 등줄쥐의 몸속에 살다가 타액이나 분변으로 몸 밖에 나온 바이러스가 사람의 호흡기로 감염되어 일으키는 질환이다. 열이 나고, 결막 충혈 등 혈관염 증세와 함께 신장 기능이 악화된다. 적절한 수액 치료를 받지 못하면 자칫 사망할 수도 있다. 내가 만난 환자는 선배의 명석한 진단 능력 덕분에 적절한 치료를 받았고, 완쾌되었다. 늘 이런 식이면 얼마나 좋을까. 질환을 드러내는 핵심적인 단서가 겉으로 드러나 있다면 말이다. 그러면 그 멋있는 선배처럼 한 방에 명의가 될 수 있을 텐데 말이다.

그러나 대부분의 호흡기 질환은 결정적 단서가 될 만한 증상이 없다. 하나씩 살펴보자.

첫째, '발열'. 열이 나는 이유는 너무나 많다. 인후두염, 기관지염, 모세기관지염 그리고 폐렴까지의 호흡기 감염증을 비롯해 신우신염, 간염, 봉와직염, 뇌염 등 몸의 각종 부위 뒤에 '염'이라는 글자를 붙이면 모두 발열의 원인이 된다. 간혹 열이 날 때 해열제를 쓰지 말아야 한다고 주장하는 분들이 있다. 열이 나는 것은 몸에 뭔가 이득이 있기 때문에 장구한 진화 과정에서 획득된 성질이라는 논리다. 의학적으로 근거가 없는 주장일 뿐이다. 발열에 이득이 있는 것이라면 왜 인간의 체온은 36.5도인가. 37도나 38도로 세팅하면 더 좋을 것 아닌가. 발열이 몸에 미치는 긍정적 영향이 있을지는 잘 모르겠지만, 부정적 영향은 분명히 있다. 해열제 없이 독감을 앓아보면, 그 부정적 영향을 몸으로 느낄 수 있다. 엄청 아프다. 내 생각에 해열제는 정말 좋은 약이다. 해열제를 만들어낸 인간의 뇌 역시 진화 과정의 산물 아닌가.

둘째, '인후통'. 인후통은 말 그대로 목이 아프다는 말이다. 목이 칼칼하다고 하는 표현부터 침을 못 삼키겠다 또는 목이 찢어질 것 같다는 표현까지 모두 차트에다 인후통이라고 적는다. 바이러스가 목으로 들어왔다는 말이다. 가끔 목구멍에 생선 가시가 걸려도 목이 아프다고 표현하니까 주의할 필요는 있다. 전공의 때의 일인데 등뼈 해장국을 먹다가 등뼈 조각이 식도에 걸려서 내원한 환자를 본 적이 있다. 내시경으로 등뼈 조각을 빼내는데, 워낙 크기가 큰 데다 날카로워서 뼛조각을 빼낸 후에도 식도와 목에서 피가 나왔다. 그 환자도 증상은 목이 아프다는 것이었다.

셋째, '콧물'. 말할 것도 없다. 바이러스가 코로 들어왔다는 말이다. 간혹 바이러스와 같은 미생물 없이 생길 수 있는 알레르기성 비염이나 항생제 치료가 필요한 축농증 정도를 감별해주면 된다. 내가 어렸을 때 어린이들은 대부분 콧물을 흘렸다. 코 아래로 누런 콧물이 흘러내리는 것을 소매로 훔치는 아이도 많았고, 훔쳐낸 콧물 자국이 코 아래에 남아 있는 아이들도 있었다. 어떤 아이들은 옷에 손수건을 매달고 다니기도 했다. 콧물은 일종의 어린이다움의 상징이었는데, 요즘 엄마들은 콧물이 나오면 가만히 두질 않는다. 콧물만 봐도 세상이 많이 변했음을 실감한다. 콧물이 누렇게 많이 나오고 두통이 생기거나 안면부 압통을 동반하면 축농증을 의심해야 한다. 상악동(부비동)에 염증이 생겨서 일어나는 증상들인데, 안면부 사진waters view을 찍어서 확인할 수 있다. 이런 경우 2~3주 항생제 치료를 해야 한다.

넷째, '호흡곤란'. 가볍게 넘기면 안 되는 증상이다. 폐렴이나 천식 등 주요 호흡기 질환이 악화되고 있다는 근거가 될 수 있다. 그러나 호흡기 질환이 없는 호흡곤란도 많다. "가슴이 답답해요" "숨이 모자란 것 같아요" "숨을 자꾸 크게 쉬게 돼요" "가슴에 뭔가 콱 막힌 것 같아요"는 심리적인 스트레스를 받았을 때 흔히 쓰는 표현들이다. 요즘 이런 종류의 심인성 증상을 호소하는 환자가 부쩍 늘어난 것을 피부로 느낀다. 이런 심인성 증상이 있는 분들을 괜찮다고 그냥 가시라고 하면 안 된다. 검사를 하고, 실질적인 병이 없다는 것을 확인시킨 후 보내드려야 한다. 호흡곤란의 원인이되는 불안함을 덜어내는 것도 치료의 한 과정이기 때문이다. 불안함을 드러내는 과정이 효과적이기 위해서는 검사하기 전에 먼저서론을 깔아놓는 게 좋다. "이 검사가 정상이라면 환자분은 특별한 병 없이 건강하다고 보시면 될 거예요." 그러고는 검사하고 나서 말한다. "제 말대로 됐네요. 검사 결과 이상이 없고, 환자분은 이제 안심하고 사시면 되겠습니다." 그러면 전문가로부터 괜찮다는 판정을 두 번 받는 더블 안심 서비스가 제공되는 것이다.

이러한 심인성 증상에 대해서는 여러분도 쉽게 실험해볼 수 있다. 먼저 바이러스 모양(요즘에 뉴스에서 많이 보니까 어렵지 않다)을 머리에 떠올린 후 그것이 목 안으로 들어왔다고 생각하자. 1분 정도 다른 생각은 내려놓고 바이러스만 생각하자. 그리고 나서 침을 꼴깍 삼켜보자. 뭔가 걸리는 것 같고, 아프기도 한 것 같다는 생각이 들 것이다. 다른 증상들도 같은 방식으로 시도해볼 수 있다.

3월 9일 국내 확진자 수가 7000명이 넘다

국내 확진자 수가 7000명이 넘었다. 중국 다음으로 가장 많은 확진자 수를 낸 것이다. 전 세계의 확진자 수는 11만 명이 넘었다. 가파른 증가 추세 때문에 확진자가 늘어나는 나라들은 다들 비상이 걸렸다. 100여 개국에서 한국인 입국을 금지하거나 입국하더라도 2주간의 격리 기간을 거쳐야 한다니, 이게 무슨 일인가 싶다. 속이 너무 상하고 세태가 그저 원망스럽다. 특히 이탈리아의 확진자가 빠르게 증가하고 있으며, 일부 지역을 봉쇄하는 조치를 취했다고 한다. 21세기 민주주의 국가에서 바이러스 질환 때문에 자가격리를 하게 될 줄이야.

　오늘은 중학교 2학년생 아들이 열이 나기에 방 안에 격리시키는 작은 소동을 벌였다. 손바닥으로 아들의 이마를 만져보니 뜨끈뜨끈했다. 아빠 말 안 듣고 옷을 얇게 입고 나가서 노니까 감기 걸린 거 아니냐. (너 때문에 아빠도 감기 걸려서) 아빠가 열이 나면 출근도 못 한다. 만일 그런 일이 벌어지면 아빠의 환자들은 누가 돌보냐며 나는 준엄한 목소리로 아들에게 격리 명령을 내렸다. 그리고 손을 빡빡 씻었다. 한 시간쯤 지나서 격리는 해제되었다. 첫째 이유는 밖에서 몇 시간이나 농구를 하다가 들어왔으니 몸에 열이 날 만했고, 둘째 이유는 휴대전화와 컴퓨터가 있는 방 안에만 꼼짝 않고 있는 녀석이 너무 행복해 보였기 때문이다. 아무래도 요즘 조금 예민해진 것 같다.

3월 10일 사이토카인 스톰

새벽에 잠을 설쳤다. 캄캄한 어둠 속에서 눈을 떴다. 손을 뻗어 휴대전화를 찾았다. 그럼 그렇지. 감염관리실장이 보낸 단톡방 메시지가 와 있었다. "중환자실 ○○○ 환자, 음성입니다." 다행이다. 폐렴 때문에 중환자실에 입원한 환자인데, 폐렴 진행 과정이 비전형적이고, 항생제가 반응하지 않는 상태였다. 퇴근 전에 코로나19 바이러스 검사를 내보냈고, 새벽에 결과가 보고될 예정이었다. 입원한 지 나흘이나 된 환자여서 '양성'이라는 보고를 받으면 중환자실을 비롯한 병원의 많은 공간이 폐쇄될 터였다. 검사를 한 이상 결과가 나올 때까지 신경이 쓰이는 건 어쩔 수 없는 일이다. 메시지를 보낸 시각이 새벽 5시 30분이었고, 이어서 다행이라는 댓글도 몇 개 이어졌다. 관련된 여러 분이 잠을 설친 모양이다. 요즘 특히 감염관리실 직원들의 눈이 퀭하다. 한 달이 넘도록 주말도 없이 일하고 있다. 체력은 일찌감치 소진되었을 것이고, 아마 정신력으로 버티고 있으리라. 게다가 검사실은 밤낮없이 돌아가고 있으니, 낮 밤 가리지 않고 정신이 곤두선 채로 검사 결과를 확인할 테고. 보건소, 시청 등 관과 병원 내부 직원들과도 계속 대화해야 한다. 사태가 진정되면 그들에겐 호된 몸살의 계절이 찾아올지도 모른다. 나 역시 오늘 하루 피곤할 것이지만, 괜찮다. 오후에는 안심진료소 진료로 바쁠 테지만, 오전에는 회진을 돌고 나면 쉴 시간이 조금 있을 것이다.

"선생님, 협진 환자가 있는데 상태가 안 좋아요. 봐주시겠어요?"

아침 회진을 돌고 내려오다가 마지막 병동에서 간호사가 나를 붙들었다. 재활의학과에서 협진 의뢰된 환자였다. 70대 후반의 그는 어젯밤부터 발열이 시작되었는데, 오늘 아침부터는 혈압이 떨어지고 있었다. 의식이 처지기 시작했고, 호흡은 가빴다. 청진을 해보니 폐렴이 진행되는 것 같진 않고, 뭔가 다른 곳에서 시작된 감염증이 원인이었다. 문제는 속도였다. 어제까지 컨디션이 좋았다고 하니, 밤새 감염증으로 인한 패혈증이 빠른 속도로 악화되고 있는데 이른바 사이토카인 스톰이 원인이다. 미생물에 대항하기 위해서 면역세포들이 분비하는 사이토카인이 폭풍처럼 흘러나왔고, 이것이 전신적인 혈관 확장을 일으켰다. 비유하자면 물이 흐르는 파이프의 직경이 넓어진 것이다. 그러면 상대적으로 파이프 안의 물이 적어지는 것이고 좁은 계곡을 빠르게 흐르던 물이 수로가 넓어지면 물살이 느려지는 것처럼, 혈관이라는 파이프 속을 통과하는 혈액의 흐름이 느려진다. 혈관은 우리 몸 전체에 걸쳐 뻗어 있으며 조직과 장기를 먹여 살리는 혈액을 공급한다. 혈압이 떨어지면 곧이어 산소를 공급받지 못한 장기들이 손상되기 시작할 것이다. 감염증을 일으킨 미생물들과 그것에 대응하는 면역계의 과도한 반응이 만들어낸 현상이다. 빨리 수를 써야 한다. 수액을 공급하고 필요하면 승압제를 사용해 혈압을 유지시켜야 한다. 감염원을 찾아내기 위한 검사와 항생제 투여는 이미 주치의가 시작한 상태였다. 회진만 끝나면 달콤한 휴식을 취하겠노라 다짐하고 있었는데, 이게 웬일인가. 이런 중환은 환자 옆에 붙어서 수시로 환자의 활력 상태를 확인하고 피 검사를 해야 한다. 그렇다면 나의 휴식은? 아, 마음이 뭔가로 들끓는다.

마음을 가라앉히는 데 시간이 좀 걸렸지만, 선택의 여지가 없다. 휴식은 포기한다. 아무리 휴식이 달콤하다 한들, 목숨과 그 무게를 견줄 수는 없는 것이니까.

3월 11일　시신과 코로나19

결국 환자는 사망했고 가족들은 깊은 슬픔에 잠겼다. 어제 오후 늦은 시간, 환자의 경과가 회복 불가능하다는 것을 분명히 나타냈을 때 나는 환자의 가족들에게 다시 한번 설명했다.

"가망이 없습니다. 이미 다발성 장기부전이 진행되었고요, 병의 진행을 막을 방법이 없습니다. 연명치료를 하지 않기로 한 결정은 변함없으시지요?"

"네, 그렇지만 너무 급박하게 벌어진 일이라 당황스럽습니다."

병세가 빠르게 진행될수록 가족들의 상실감은 더 커진다. 함께 살아온 날들의 기억이 애틋할수록 긴 이별의 시간이 필요하지만, 병이란 것은 그들의 사정을 봐주지 않는다. 인간에게 있어서 죽음이란 지구에 사는 인구 한 명이 줄어드는 것이 아니다. 사랑하는 사람이 존재하지 않는 낯설고 시린 세상을 살아가야 하는 짐이 주어지는 것이다. 그 일을 하루아침에 감당해야 하는 것이다. 감염병이 유행하는 시기여서 가족들에게는 환자의 죽음이 더 안타깝게 다가왔다. 가족과 친지들의 애도 속에서 마지막 숨을 거두는 과정이었으면 좋겠지만 엄격해진 중환자실 면회 규정 때문에 그러지 못했다. 죽음 이후의 장례 과정도 마찬가지다. 많은 사람이 다녀가고 고인의 생전 모습을 떠올리면서 대화가 오가야 가족들에게 위로가 될 텐데, 이 역시 사회적 거리두기를 강조하는 사회 분위기 때문에 많은 과정이 생략된 채 장례가 치러질 것이다. 인간적인 죽음과 많은 사람의 애도, 이별 등 모든 것이 가족들에게는 아쉬울 것이다.

사인이 감염병이라면 어땠을까? 유족들마저 마지막 면회 때에도 보호장구를 착용해야 하고, 사망 후 24시간 이내에 화장이나 매장을 해야 한다. 병원에서의 임종 과정도 격리된 채 마지막 인사를 못 나누었을 텐데, 죽음 이후에도 보호장구가 아니면 시신에게 다가갈 수 없는 것이다. 고인에게는 외롭고 유족에게는 비통한 시간이다.

이탈리아에서 들려오는 소식은 충격적이다. 병원에서의 존엄한 임종은 기대도 못 하는 상황이다. 시신을 모셔놓을 곳이 없어 묘지에 쌓여 있고, 사제의 기도만 끝나면 매장이나 화장을 진행한다고 한다. 물론 장례식은 엄두도 못 낸다. 죽어서도 시신을 격리시

켜야 하는 감염병 앞에서 유족을 포함한 사회 전체는 큰 혼란 속
에 있다.

중환자실에서 임종을 앞둔 환자의 가족들이 코로나19 검사를
요구하는 경우가 종종 있다. 임종 후에 가야 하는 장례식장 측이
코로나19 검사 결과를 요구한다는 것이다. 신종 바이러스는 고인
을 보내는 마지막 과정마저 비정하게 바꿔놓았다.

3월 13일 장기 유행을 예감함

완치 환자 수가 확진 환자 수를 처음으로 앞섰다. 지난 하루 확진자가 110명인 데 반해 완치자는 177명이라고 한다. 역전된 수치를 보니 마음이 한결 놓인다. 그러나 유럽에서의 확진자 증가 추세가 심상치 않고, 어제 세계보건기구WHO에서는 팬데믹Pandemic을 선언했다. 글로벌 시대에 세계적인 대유행이 되어버린 코로나19가 쉽게 소멸되지는 않을 것 같다. 이제는 장기전에 대비해야 하지 않을까 싶다. 코로나19 환자들의 폭발적 증가는 막았더라도 산발적으로 발생하는 것까지 막을 수는 없을 것이다. 유행 단계 이전에 바이러스를 통제할 수 있을 것이라는 기대가 있었고, 호흡기 안심진료소도 짧은 기간 운영된 뒤 원위치로 복귀할 것이라 예상했는데, 아무래도 그 기대는 접어야 될 것 같다. 안심진료소를 열고 진료실을 옮기면서 정성 들여 가꿔왔던 화분들과도 이별했고, 먼지

쌓였지만 책장의 정든 책들도 가지고 오지 못했는데 말이다. 지난 10여 년간 경험했던 것을 떠올려보면 향후 수년간의 장기전은 불가피할 것이라는 게 내 생각이다. 백신과 치료제가 얼마나 빨리 나오느냐가 관건이 될 듯싶다.

코로나19만큼은 못하지만 전파력이 상당해 겨울마다 대규모 유행을 일으키는 바이러스가 바로 인플루엔자 바이러스(독감)다. 독감 환자를 치료하는 현장에서 드는 호기심 중 하나는 이것이다. "도대체 이 바이러스들은 어디 숨어 있다가 이맘때만 되면 나타나는 것일까?"

독감 환자는 2월이 지나면서 현저하게 줄었다가 따뜻한 봄바람이 불면 없어진다. 여름에는 독감 환자를 한 명도 볼 수 없다가 늦가을 어쩌다 한 명씩 발생하기 시작한다. 그리고 기온이 영하로 떨어지는 1~2월이 되면 폭발적으로 증가해 많을 때는 입원 환자의 절반을 차지하기도 한다. 만성 폐질환이나 고령 환자들이 독감에 걸려 생명을 잃는 일도 많다. 그래서 가을이면 중증의 만성 환자들이 외래 진료를 받으러 왔을 때 건네는 안부 겸 인사말로 "올겨울 잘 넘기셔야 합니다"라고 하는 것은 인플루엔자를 조심하라는 뜻이다.

더운 여름 한철을 바이러스는 어디서 지내는 것일까? 분명한 사실은 바이러스가 게릴라처럼 산속에 숨어 있었던 것도 아니고,

곰처럼 땅속 어딘가에서 잠을 잔 것도 아닐 거라는 것이다. 분명 인플루엔자 바이러스는 누군가의 몸속에 있었다. 증상을 심하게 일으킨 바이러스들은 발각되어 소멸될 가능성이 높다. 증상을 경미하게만 일으키거나 환자 본인도 모를 정도의 무증상자들 속의 바이러스들이 발각되지 않고 성공적인 잠복근무를 해낼 수 있다. '숨어 지낼 수 있는' 능력이 장기 유행의 비결인데, 코로나19는 이런 능력을 가지고 있다. 여름에 감쪽같이 사라졌다가 겨울에 또 찾아오는 것처럼 보이겠지만, 집단 속 어딘가에서 자신을 드러내지 않은 채 지내게 될 것이고, 높고 푸른 가을하늘에서 낙엽 떨어지듯이 찬바람 속에 하나둘 자신을 드러낼 것이다. 코로나19 바이러스는 집단면역이 제로다. 한번 유행하면 사회 구성원의 대부분이 앓고 지나가기 때문에 말 그대로 폭발적으로 환자 수가 증가할 수 있고, 환자 수가 의료 체계의 수용 능력을 초과하면 사회는 큰 혼란을 겪게 된다. 그러니 보건 당국은 긴장을 늦추지 않을 것이고, 선별진료소와 안심진료소는 계속될 것이다. 하여 나는 마음을 접고 안심진료소에 눌러앉기로 한다. 아, 가슴이 쓸쓸하다. 벌써 가을이 온 것 같다.

3월 18일 민주주의로 위기를 극복한 나라

지난 2주간 한국에 대한 외신들의 보도는 롤러코스터를 탄 것같이 출렁였다. 한국은 바이러스가 통제되지 않는 위험 국가에서 불과 한두 주 만에 방역 선진국으로 탈바꿈했다. 유럽과 미국이 코로나19 확산세에 놀라 도시를 통제하는 데 반해 한국은 강제적 도시 봉쇄 조치 없이 효과적으로 바이러스 질환을 차단하는 경로를 밟아가기 때문이다. 게다가 중국이 코로나19를 진압해가면서 자신들의 권위주의 체제를 홍보하기 시작한 것도 한국에 대한 평가가 반전된 이유 중 하나다. 투명한 정보 공개와 대규모 검사, 그리고 시민들의 자발적 참여를 통해 민주적으로 방역에 성공한 것은 더욱 서구 민주주의 국가들의 롤모델이 될 만하다고 평가받는다. 방역에 성공했다고 해서 권위주의 정권을 옹호할 수는 없을 테니까 말이다.

이런 보도들에 어깨가 으쓱해지지만, 무엇보다 먼저 드는 것은 안도감이다. 감염병에 훌륭하게 대응했다는 국제적 칭찬에 기분이 좋아지는 것보다, 자칫하면 '큰일날 뻔했다'는 속으로 밀려드는 안도감이 훨씬 더 크다. 감염성 질환을 보는 의사인 나도 간과했던 점이 있다는 것을 반성하게 된다. 발생 환자 수가 의료 시스템의 한계를 초과할 때 일어나는 혼란과 불안은 심각하다는 점이다. 의료진이 감염되기 시작하고, 병원이 가동되지 않을 때 나타나는 현상은 감염병 환자들에 국한되지 않는다. 병원에서 치료받아야 하는 다른 질환 환자들이 치료받지 못하면서 사망률이 급증하고, 불안은 확산되어 사재기와 혐오로 인한 갈등 등 사회 전체의 혼란으로 이어진다. 한국 사회도 지금 유럽에서 벌어지고 있는 혼란을 그대로 겪고 지나갈 뻔하지 않았는가. 아마도 코로나19의 위력은 대부분의 사람이 예상했던 범위를 벗어날 것이다. 감염병이 한 사회에 끼치는 영향력은 전파력, 치명률과 같은 병원균의 물리적 특성과 더불어 그 사회가 가지고 있는 의료 시스템, 시민의식, 더 크게는 정치체제 등이 더해져 결정된다는 것을 새삼 알게 되었다.

어제는 모처럼 야외에서 꽃구경을 했다. 남쪽에서부터 들려오는 봄소식을 전하느라 산수유는 바람에 맞춰 손을 흔들어댔다. 가까이서 바라본 산수유는 그냥 노란 꽃이 아니었다. 봄바람을 하나라도 놓치지 않으려는 듯, 모가지를 쳐들고 머리칼을 깔끔히 빗어 넘긴 모습이 앙증맞고 도도해 보였다. 사람들은 마스크를 쓴 채로 봄맞이 나들이를 했다. 저녁에 찾은 식당은 한산했다. 넓은 홀에 단 몇 테이블에서만 사람들이 식사를 하고 있었다. 멀지 않은 곳에 식사를 하는 가족이 있었다. 남매로 보이는 여자아이 둘이 말놀이를 하는 것 같았다. 들어보니 수도 이름 맞히기였다. 캐나다는 오타와, 베트남은 하노이, 인도네시아는 자카르타, 영국은 런던…… 작은아이가 수도 이름이 기억 안 나 끙끙대면서 엄마 얼굴을 바라보지만 엄마도 도움을 주지 못한다. 그러면 건너편에 앉은 큰아이가 힌트를 주었다. 깔깔거리면서 게임은 계속되었다. 외국의 아이들은 대한민국을 얼마나 알고 있으며, 어떤 느낌으로 알고 있을까? 한류와 케이팝의 긍정적인 이미지도 있을 것이고, 전쟁 위험이 도사리는 분단국가의 이미지도 있을 것이다. 코로나19 팬데믹을 겪고 난 세계가 대한민국에 대한 또 다른 이미지를 새겼으면 좋겠다. 민주주의로 위기를 극복한 나라라는 이미지라면 더 좋겠다. 그렇게 된다면 수도 이름 맞히기를 하는 세계 어린이들의 입에 코리아가 자주 오르내릴 것이고, 서방 국가들에게서 인종차별로 동양인이 차별당했다는 뉴스는 없어지지 않을까.

3월 20일 코로나 블루

조그맣고 귀여운 여자아이를 돌봐주었다. 눈이 송아지같이 맑고 귀여운 데다, 볼살이 통통해서 안고 달랠 때 볼과 볼이 닿으면 기분이 좋아지는 아이였다. 나는 한동안 아이를 안고 다녔다. 그리고 돌봄 시간이 끝나 아이를 부모에게 보냈다. 그러고 나서 나한테 열이 났다. 갑작스럽게 불안해졌다. 혹시 요즘 유행한다는 그 전염병이 아닐까. 조그만 여자아이가 전염병을 나에게 옮긴 것은 아닐까. 거울 앞에서 입을 벌려 내 입속을 들여다보았다. 입안 점막에 벌긋벌긋 반점이 생겼고, 맙소사, 편도선에 궤양이 생겨서 초록색 진물이 흘러나오고 있었다. 큰일이다. 전염병에 감염되고 말았다.

목욕탕에 갔다. 뜨거운 물로 샤워하고 씻어내면 치료가 될 것이라고 생각했는지는 잘 모르겠다. 뜨거운 증기 요법을 하면 나아질 것이라고 생각했을 수도 있다. 하여간 엄청 커다란 목욕탕에 이미 와 있었다. 남탕이었으므로 아들을 데리고 갔다. 아비의 속타는 맘을 모르는지 아들은 찬물에서 물놀이만 하고 있다. 뜨거운 물로 샤워하고 있는데, 옛날 교수님을 만났다. 호흡기내과 전공의 시절, 회진 돌며 호흡기 질환에 대한 치료법을 가르쳐주시던 분이었다. 불룩한 배와 포근한 인상은 여전하셨다. "교수님, 사실은 제가……"라고 고백하고 내 문제를 알리고 싶었지만 이상하게 인사를 하기도 전에 내 몸은 교수님을 앞질러 다른 곳으로 가고 있었다. 다시 돌아서서 교수님을 찾아뵈려 하지만 마찬가지다. 맙소사, 이게 뭐람. 그때 알람이 울려서 잠이 깼다. 아깝다. 이야기가 여기서 멈추면 안 되는데 말이다. 증기 사우나 요법을 통해 병이 나아졌을 수도 있고, 질병에 대한 교수님의 새로운 치료법을 받아적었을 수도 있다. 초록색 진물이 흐르는 편도선은 그야말로 공포스러웠는데 말이다. 휴대전화 알람이 원망스럽다. 출근하자마자 어제 코로나19 의심 환자 검사 결과를 찾아봤다. 좌측 폐에 경미한 폐렴이 생긴 분이있다. 나행히 음성이었다.

코로나 블루라는 새로운 말이 생겼다. 코로나 사태가 장기화되면서 우울해지는 사람이 늘어나 만들어진 신조어다. 누가 처음 생각해냈는지는 모르겠는데, 왠지 오래된 단어같이 익숙하다. '코로나19'의 코로나와 우울증을 의미하는 '블루'라는 단어를 합성해 만들었다. 실제로 주위에 불안과 불면증 때문에 심리상담을 받아

보겠다는 사람도 있는데, 지난 두 달간의 업무와 스트레스는 병원의 의사와 간호사들, 그리고 관련 일을 하는 모든 직원에게 우울한 감정을 주기에 충분하고도 남을 것이다. 나 역시 꿈에서도 코로나 환자를 만나는 것을 보니 피로도가 쌓이고 있다는 것이 실감된다. 코로나 일기를 쓰기 시작한 초기의 나와 지금의 나를 비교해보면 확연히 느껴진다. 확진자가 줄어들 듯하다가도 산발적으로 환자가 발생하더니 오늘은 요양병원 집단감염 환자로 인해 확진자 수가 다시 세 자릿수가 되었다. '휴, 언제까지 가야 할지……' 한숨이 나왔다. 자가격리 위반으로 인해 어디 동네가 난리 났다는 식의 기사를 보면 나도 모르게 욕이 나온다. 환자들을 비난하는 분위기가 조성되면 안 된다며 점잖은 논조의 일기를 쓰고 페이스북에도 올렸었지만, 피로감 때문인지 예민해진 나를 느낀다. 이제는 정말 장기적으로 뭔가를 준비해야 할 것 같다. 사회적 거리두기 속에서도 마음을 추스르는 것들을 찾아봐야겠다. 솔직히 지난 두 달간 일기로 남기고 페이스북에 올렸던 과정은 나에게는 적잖은 위로가 되었다. 글을 쓰는 것은 자신을 드러내는 것이고, SNS는 그렇게 만들어진 내 마음의 일부를 띄워 누군가와 접속하는 과정이니까.

2부

코로나19 일기 Ⅱ

바이러스와
인간

2월 3일 미생물계의 외모지상주의

이른 아침 시간이었다. 학교에 가서 보니 교실 구석에 아이들이 모여서 무언가를 바라보고 있었다. 검고 질퍽해 보이는 물건이 한 귀퉁이에 놓여 있었다. 살아 있는 생물이 죽은 척하는 것 같기도 하고 누군가 벗어놓은 커다란 벙어리장갑 같기도 했는데 냄새는 퀴퀴하고 고약했다. 낯선 물건인지 생물인지 알 수가 없는 미지의 물건을 처리하기 위해 선뜻 나서는 사람이 없었다. 아이들은 옆 반에 있는 지혜로운 복학생에게 물어보기로 했다. 복학생은 그것을 쳐다보며 골몰히 생각했다. 옆에 있던 어떤 학생이 물건이 점점 커지는 것 같다고 말한 후, 복학생이 드디어 입을 열었다. "저것은 시간이 지날수록 점점 커지다가 오늘 밤쯤에는 아홉 개의 꼬리 달린 여우로 자라나 우리 간을 훔쳐 먹을지도 몰라." 아이들의 불안감은 극에 달했고, '힘을 합쳐' 녀석을 무찌르기로 의견을 모았다.

인근 교실의 청소도구들이 총동원되었고, 잠자는 그 녀석을 향해 공격했다. 빗자루와 마대 걸레로 녀석을 쑤셔댔고, 지혜로운 복학생은 양동이로 물을 길어다가 녀석 위에 쏟아부었다. 곧 개똥 냄새는 교실 전체와 복도에 퍼져버렸고, 학교 전체가 똥 냄새로 진동하기에 이르렀다.

'패혈증'은 이런 것이다. 몸 안에 침투해 들어온 미생물 그 자체보다, 미생물에 대한 대처가 과도해서 생기는 것이다. 아이들이 개똥임을 한눈에 알아봤다면 삽으로 살짝 들어올려 갖다 버리면 해결될 것이듯이, 몸 안의 미생물들을 면역계가 한눈에 알아봤다면 근처의 몇몇 백혈구가 작용해 먹어치우면 된다. 그러나 낯선 것이거나 그로 인해 발생한 불안이 확장된 상태라면 그것을 해치우기 위해 후방의 면역세포들에 지원 요청을 해야 한다. 백혈구가 모바일 기기를 가지고 있을 리 없다. 면역세포 안에 요청서가 담긴 단백질(사이토카인)들을 혈액 내로 분비하면 소식은 금세 온몸으로 퍼진다. 전국에서 지원군들이 해당 지역으로 모여들고, 전쟁은 확대된다. 전방과 후방의 병사들이 서로에게 보내는 신호가 넘쳐나고 전방에서는 미생물과의 전투에서 발생하는 사상자가 늘어난다. 이 모든 것은 혈관을 확장시키고 과하게 진행되면 혈압이 떨어질 수도 있다. 전쟁터는 우리 땅(인간의 몸)이므로 전쟁의 규모가 커질수록 몸의 상처도 커진다. '적군의 규모'와 함께 아군이 쏟아

부은 화력이 더해져 피해는 더욱 커진다.

독감에 걸리면 열이 나고 온몸이 죽도록 아프다. 바이러스는 코와 목구멍에 있는데, 왜 머리가 아프고 팔다리가 쑤시는 걸까. 이러한 전신반응은 두말할 것 없이 위에서 말한 몸의 면역계 활동 때문이다. 그럼 어떤 바이러스는 목만 아프고, 어떤 바이러스는 온몸이 아픈 걸까? 면역계의 반응을 끌어내는 것은 바이러스의 '외모'다. 독감 바이러스는 우리 몸의 면역계가 보기에 얄밉게 생긴 게 분명하다. 한 대만 때려도 될 것을 두 대 세 대 때리고 그것도 모자라 동료들에게 일러바쳐 일을 크게 만들어버리니 말이다. 지금 문제가 되고 있는 코로나19 바이러스는 본래 평범한 외모의 감기 바이러스였다. 콧물이 나거나 목이 칼칼한 상태로 2~3일 지나면 몸속에서 소멸하는 것들이었다. 이것들이 유전적 변이를 일으켜 외모를 바꿨다. 외모만 바꾼 게 아니라 능력도 업그레이드시켰다. 목에서 기관지를 타고 폐부 깊숙이까지 내려갈 수 있는 침투 능력이 향상되었다. 대체로는 면역세포들이 알아보고 금세 처리해버리지만, 면역력이 떨어져 있는 만성 환자나 노약자들은 '낯선 얼굴' 때문에 대처가 늦게 마련이다. 때때로 바이러스들은 하기도 깊숙이 침투해 폐렴을 일으키고, 어떤 이들은 패혈증을 일으켜 죽음에 이르게도 한다.

안타깝지만 몸의 면역계는 절대 미생물의 내면이나 성품을 보려 하지 않는다. 외모만 본다. 잘 알려졌다시피 독감을 분류하는 H5N1, H1N1과 같은 명칭들은 면역계가 바이러스를 인식하는 표면 항원의 종류(역시 외모)를 나타낸다. 면역계의 외모지상주의는 수억 년간의 진화 과정을 통해서 천문학적으로 다양한 외모를 지닌 미생물에 대처할 방법을 터득해왔다. 그러나 신종 코로나바이러스의 출현이 가져온 공포와 불안을 경험했듯 미생물의 외모 변화 전략도 만만치 않다.

2월 6일 주둥이가 변했어요

우리 둘은 많이 닮았다. 다리가 두 개고, 어깨에서 뻗어 나온 부속지도 두 개고, 눈과 콧구멍도 대칭적으로 동그랗게 뚫려 있고, 먹는 것의 대부분을 체온 유지에 사용하는 내온성 동물이며, 몸은 진핵세포들로 구성되어 있고, 먹고 숨을 쉬어야 하는 데다 밤에 잠을 잔다는 점 등등. 공통점을 나열하자면 끝도 없을 테지만 지금 나는 결정적인 다른 점 하나에 집중하고자 한다. 왜냐하면 이 하나의 핵심적인 차이가 우리 둘 사이의 평화를 담보하고 있다는 나의 예리한(?) 판단 때문이다.

주둥이가 다르게 생겼다. 스텔라의 입은 딱딱한 '부리'고 나의 입은 보드라운 '입술'이다. 부리와 입술의 차이점은 상식적으로 이해하다시피 음식에 있다. 스텔라는 씨앗과 같은 견과류를 깨서 먹고 살며, 난 견과류를 즐겨 먹지 않는다. 그래서 우리는 서로의 밥

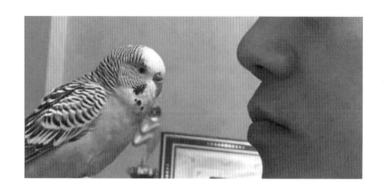

상을 절대 넘보지 않는다. 식사 시간에 스텔라가 머리 위로 날아다니거나 어깨 위로 날아와 앉아 재잘거려도 난 개의치 않는다. 녀석이 내 것을 빼앗아 먹을 의도가 없음을 알기 때문이다. 이렇게 함께 사는 공간이지만 생존을 위해 경쟁하지 않기 때문에 평화로운 밥상이 가능한데, 이럴 때 각자의 위치를 좀 어려운 말로 '생태적 지위'라고 한다. 생태적 지위는 수억 년간의 환경 속에서 획득한 진화의 결과물이라서 어지간해서는 변하지 않는다.

어느 날 스텔라가 새끼를 낳았는데 새끼 앵무새가 주둥이에 '부리'가 아닌 '입술'을 달고 나온다면 어떻게 될까? 아니 그 반대의 상상도 가능하다. 내가 아이를 낳았는데, 그중 한 아이의 유전자에 돌연변이가 생겨 평생 밥이 아닌 '모이'를 먹어야 할 '부리'를 얼굴 한가운데 달고 태어난다면…… 그리하여 마트에 가서 '모이' 진열대 앞을 수시로 서성거려야 한다면…… 생각만 해도 끔찍하다.

그러나 이런 상상은 그저 우스꽝스러울 뿐이다. 실현 가능성이 거의 없기 때문이다. 유전자의 돌연변이는 적어도 수만 년 단위로 일어나는 현상이고, 돌연변이가 생긴다고 하더라도 무작위적인 복제 과정의 실수이기 때문에 하필 입술 모양이 바뀐다는 보장은 더더욱 없다. 더군다나 인간이 자신의 유전자를 자손에게 물려줄 기회는 평생 한 번 또는 두어 번뿐이지 않은가. 한두 번 있을까 말까 한 유전자 대물림 과정에 미세한 확률의 일이 발생할 가능성은 없다고 봐도 좋다.

유전자의 돌연변이로 주둥이가 바뀌어 '생태적 지위'가 변해버리는 것, 이런 일이 미생물 세계에서는 가능하다. 첫 번째 비결은 복제 속도다. 1만 년 정도의 시간 동안 인간은 300세대 정도 유전자를 대물림하는데, 미생물은 이것을 며칠 안에 끝낼 수 있다. 세균은 조건만 되면 20분에 한 번씩 후손을 만들 수 있다. 많이 복제할수록 복제 과정에서 실수할 기회가 늘어나고, 괜찮은 실수가 나올 가능성이 클 것이다(코로나바이러스는 이 모든 것에 RNA 바이러스라는 강력한 장점이 있다. RNA는 DNA와는 달리 한 줄기의 염기서열로 이어져 있어 복제 시 돌연변이 빈도가 훨씬 많다). 두 번째 비결은 '유전자 수평 전달'이라고 하는 방법이다. 엄마와 아이의 비유를 들어보자. 엄마가 아이에게 유전자를 전달하는 것이 '수직 전달'이다. 그런데 엄마는 아이의 눈이 맘에 안 든다. 자신의 쌍꺼풀 유전자가 전달되지 않았기 때문이다. 아이의 눈에 쌍꺼풀 주름을 만들려면 수술밖에는 방법이 없지만, 미생물 세계에서는 다르다. 미생물 세계는 유전자를 복제하지 않아도 전달할 방법이 있기 때문이다. 한 미생물이 다른 이에게 플라스미드라는 유전자 꾸러미를 명함 건네듯 건네주면, 상대방은 새로운 유전자로 자신의 결함을 보충할 수 있다. 쌍꺼풀 유전자를 주고받는 능력, 이것이 두 번째 능력의 비결이다.

코로나바이러스 유전자에 변이가 생겨 '주둥이'가 변했다. 박쥐의 세포를 좋아하던 바이러스가 인간의 세포에 침투하게 된 것이다. 코로나바이러스 입장에서 보면 대단히 성공적인 변이였다. 생태계 파괴와 함께 박쥐의 서식처가 줄어들면서 바이러스의 서식처인 박쥐의 개체 수도 함께 줄어들고 있다. 살아갈 길이 막막해진 바이러스 입장에서 인간을 새로운 서식처로 삼을 수만 있다면 행운이 아닐 수 없다. 질병의 역사를 연구하는 윌리엄 맥닐은 이렇게 말했다고 한다. "굶주린 바이러스, 또는 심지어 세균의 관점으로 보더라도 수십억 인체는 기가 막힌 서식처입니다. 인구는 최근까지도 지금의 절반에 불과했지요. 약 25~27년 사이에 인구는 두 배로 증가했습니다. 그러니 인체에 침입하여 적응할 수만 있다면 기가 막힌 표적이죠."(『인수공통 모든 전염병의 열쇠』, 53쪽에서 재

인용) 밀집된 대도시에서 유전자들은 소리소문 없이 새로운 숙주를 찾을 수 있었고, 숙주는 비행기와 배를 타고 대륙을 넘나들면서 세계로 뻗어나갔다. 바이러스 세계에도 세계화의 물결이 흘러든 것이다. 캄캄한 동굴 밖을 벗어나기 힘들었던 과거를 생각해볼 때 '생태적 지위'는 찬란할 정도로 상승했다.

세균을 상대하는 의사로 살다보면 세균 상대하기가 버거운 것임을 자주 실감한다. 새로운 항생제가 출현하면 세균은 금세 항생제를 무력화시키는 방법을 찾아낸다. 처음 개발될 당시에는 신비의 명약처럼 사용되던 항생제의 명성이 무너져내리는 것은 수년에서 수십 년이 걸리지 않는다. 10년 전 중환자실에 간혹 출몰해 불안을 조성했던 어떤 세균은 이제 전 세계의 어느 중환자실을 가도 쉽게 만날 수 있는 안방마님 세균이 되었다. '부리'가 '입술'이 되고, '입술'이 '부리'가 되는 이 능력자들과의 싸움에서 과연 인간은 이길 수 있을까?

2월 8일 앗! '부리'들의 공격이다: 항원과 항원수용체에 대하여

우려하던 일이 현실이 되었다. 스텔라가 낳은 자손 중에 변종이 발생해 입술 모양의 부리를 가진 새가 태어났다. '변종 부리'가 생긴 것이다. 그 새는 자라면서 모이가 아닌 밥을 찾았다. 식사 중에도 밥상에 덤벼들었고, 틈만 나면 주방을 기웃거리면서 음식을 찾았다. 우리는 밥상을 지킬 묘수를 찾아야 했다. 새들의 주둥이 '덮개'를 만들었다. 그러나 문제는 그것으로 해결되지 않았다. 이미 미생물의 번식 전략을 획득한 앵무새들은 무한히 번식하면서 매우 다양한 입술을 만들어내고 있었던 것이다. 변종 부리(이하 부리) 1에 대해서 덮개 1을 만들자 부리 2가 생겨났고, 덮개 2를 만들어 대응하자 이번에는 부리 3이 나타났다. 이렇게 무한 반복. 덮개를 만들어내는 데에도 한계가 있다. 아무 일도 안 하고 부리에만 대응할 수는 없지 않은가. 잠도 자고 직장에도 다녀야 하며 시장에 가

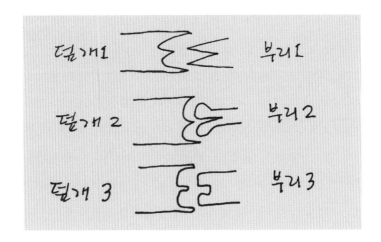

서 장도 봐야 하는 우리 가족에게 변종 부리의 탄생은 심각한 위협이 되고 말았다. 난장판이 된 밥상을 복구할 방법이 없는 듯하다. 주둥이의 차이가 만든 생태적 지위의 상이함으로 유지되던 밥상의 평화가 깨져버린 것이다.

우리 집을 '몸'이라 하고 변종 부리들을 병원성(병을 일으키는) 미생물이라 하자. 몸은 과연 다양한 미생물에 대응하는 덮개를 만들어낼 수 있을까? 있다. 물론 내 골통 안에 미생물이 한 마리도 없으므로 지금 이렇게 글을 쓸 수 있는 것이니까 당연하다고 생각하겠지만, 사실 생각해볼수록 미생물들에 대응하는 몸의 전략은 매우 기발하고 놀랍다. 오늘은 이 탁월한 면역계의 전략에 대해

졸리지 않을 정도로만 소개하고자 한다(항원과 항원수용체라는 낯선 용어 대신 '부리'와 '덮개'로 설명해본다).

미생물이 지니는 다양한 부리(항원)에 대처하는 수많은 덮개(항원수용체)가 우리 몸 안에 이미 존재한다. 바로 면역세포(림프구)들의 표면에 존재하는 항원수용체. 부리 1이 나타났을 때 각 부리 1의 모양에 맞는 덮개 1을 제작하는 방식이 아니다. 아예 천문학적으로 다양한 덮개를 미리 만들어놓는다. 덮개 1, 덮개 2, 덮개 3,……덮개 10억. 적어도 10억까지의 서로 다른 항원을 식별할 능력을 지닌 덮개를 만들어놓으면 어떤 모양의 부리가 들어오더라도 대처할 수 있다.

림프구의 표면에 존재하는 항원수용체는 모두 다르게 생겼다. 몸속에는 서로 다르게 생긴 엄청나게 다양한 림프구가 돌아다니고 있다. 각 항원은 미리 존재해 있는 림프구들 중에 한 림프구를 선택해 증식과 분화를 촉진한다. 그러면 같은 종류의 림프구의 숫자가 많아지고, 활성화된다(B 림프구는 분화하여 항체를 분비하게 된다).

정말 대단하고 탁월한 해결책이라고 하지 않을 수 없다. 문제는 천문학적인 수의 덮개를 어떻게 만드느냐는 것인데, 몸은 유전자 재조합 방식을 활용한다. 덮개 만드는 공장의 공장장이 그때그때 자기 맘에 따라 만들도록 내버려두는 것이다. 설계도가 없으니 만

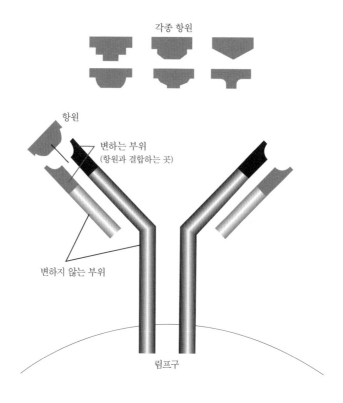

각종 항원

항원

변하는 부위
(항원과 결합하는 곳)

변하지 않는 부위

림프구

골수에서 림프구들이 형성될 때 항원과 결합하는 부위는 '무작위 유전자 재조합 방식'을 통해 다양한 모양으로 만들어진다.

들 때마다 모양이 달라진다. 하루에도 수십만 개의 면역세포가 소멸과 생성을 반복하니, 하루에 만들어지는 덮개(항원수용체)가 얼마나 많을지는 짐작이 갈 것이다. 그러다보니 부작용도 있다. 불량품 덮개도 만들어질 수 있다. 제 기능을 발휘하지 못하거나 부리가 아닌 다른 것을 덮어버릴 수도 있다. 이런 불량품들은 제조 과정에서 철저한 검증을 받아 소멸하는데, 만들어진 전체 덮개 중 90퍼센트가 소멸한다. 사실 대단히 큰 낭비라고 생각할 수 있는데 아마도 다른 방법이 없지 않을까 싶고, 살아남은 10퍼센트의 다양성이 최소 10억 개에 달한다니 목적은 달성한 셈이다.

혹자는 굳이 엄청난 수고를 들여 부리에 딱 맞는 덮개를 만들지 말고 좀더 효율적인 방법을 고안하자고 제안할지도 모르겠다. 이를테면 깃털을 공격하는 덮개를 만드는 것이다. 그럼 다양한 덮개를 만들지 않아도 깃털이 있는 새들을 공격해서 밥상을 지킬 수 있다. 아주 훌륭한 방법이다. 그러나 이런 방법은 정교함과 세밀함에서는 뒤떨어진다. 예를 들면 깃털을 공격하다가 자칫 사람의 머리털이나 겨드랑이털을 착각하면 사람을 공격할 수도 있으니 말이다(몸속에서 면역계가 자신을 공격하는 현상을 두고 자가면역질환이라고 한다). 우리 몸의 면역계에도 이런 기능이 존재한다. 이를테면 세균의 개별적인 특성보다는 세균이라면 가지고 있는 공통된 특성을 공략하는 기능이다. 이런 공통된 특성을 뭉뚱그려 공격하는 기능을 자연면역innate immunity이라 하고 개별적 특성을 구분해 공격하는 능력을 획득면역acquired immunity이라 한다. 우리에게는 둘 다 있다.

신종 코로나바이러스가 발생했다고 하지만 너무 무서워하지는 말자. 우리 몸의 면역계는 생각보다 대단하니까 말이다. 면역계가 대처할 수 있는 항원 다양성은 상상을 초월한다. 물론 신종 코로나바이러스에 맞는 덮개도 가지고 있다. 그러니까 대부분의 감염 환자가 가볍게 앓고 지나가는 것이다. 현재 한국에서 발생한 24명의 환자 모두 상태가 안정적이고 그중 세 명은 완쾌되었다고 한다. 불안은 조금 놓아도 좋다. 다만 면역력이 약한 노인이나 만성 질환자들을 위해 지역사회 감염을 막기 위한 에티켓은 지키면서 말이다.

2월 21일 눈먼 자들의 도시

눈에 보이지 않는 바이러스가 내 이웃을 통해 나를 위협한다는 사실은 사회적 동물인 인간에게는 매우 불행한 일이다. 보이지 않는다는 것은 '없다'는 것이 아니라 '어디에도 있을 수 있다'는 말이기 때문에 이웃은 존재만으로도 잠재적 위협이 될 수 있다. 그래서 바이러스가 유행하기 시작하면 불안과 혐오가 확산될 수 있으며 때로는 (물론 공상과학 소설이나 영화에서 볼 수 있는 일이지만) 사회 전체가 통제 불능의 상태에 빠질 수 있다. 법과 질서, 그리고 공권력의 통제가 무너진다면 인간사회는 어떻게 될까? 문명사회의 구성원으로서의 존엄을 지켜낼까? 오로지 생존을 위한 야만을 선택할까?

포르투갈의 소설가 주제 사라마구는 『눈먼 자들의 도시』에서 이러한 장면을 실감나게 그려냈다. 그가 창조한 바이러스는 인간의 시신경계를 공격했다(인간의 불안심리를 공략하기에 최적화된 미생물이다). 그는 바이러스에 감염된 자들이 실명하게 된다는 설정을 함으로써 바이러스에 대한 '불안'을 극대화시켰다. 첫 번째 감염자를 그려내는 소설의 첫 장면도 탁월하다. 교차로에서 신호 대기를 하던 차 한 대가 신호가 바뀌었는데도 움직이지 않는다. 차들이 정체되면서 곧 소란이 일어나고, 출근길의 한 교차로에는 대혼란이 벌어진다. 그리고 운전자인 첫 번째 감염자가 외친다. "눈이 안 보여."

첫 번째 감염자가 눈이 멀어 운전대를 잡은 채 당황하고 있을 때, 당신을 집까지 배웅해주겠노라며 어떤 시민이 나선다. 시민은 눈먼 사람을 집까지 바래다준다. 그러고 나서 시민은 눈먼 자의 차를 훔쳐 달아난다. 순간적으로 격렬한 권력의 차이가 발생했다. '시력'의 유무는 단둘만 있는 상황에서는 절대적 권력이 될 수 있었고, 권력을 쥔 자는 권력이 박탈당한 자의 부를 손쉽게 빼앗을 수 있다. 시민은 이 권력의 유혹을 못 이겨 눈먼 자의 차를 훔쳐 달아나고 두 번째 눈먼 자가 된다. 도시에 눈먼 사람들이 늘어나고 보건 당국은 눈먼 자와 그 접촉자들을 격리한다. '불안'이 도시 전체를 휩쓸면서 인간성은 사라지고, 눈 뜬 자들은 눈먼 자들을 격리하기에 여념없다. 수백 명의 눈먼 사람이 격리된 수용소에서도 생존을 위한 권력 다툼은 이어지고, 수용소는 강간과 살인이

난무하는 생지옥이 된다. 눈에 보이지 않는 바이러스는 수용소 바깥에서도 계속해서 위력을 발휘하면서 결국 도시 전체는 '눈먼 자들의 도시'가 되고 만다. 그리고 수용소 안에서 벌어졌던 생지옥은 도시 전체로 퍼져버린다.

주제 사라마구의 야만적인 폭력의 도시에 대한 묘사는 인간의 본성을 가감 없이 드러낸다. 인간의 존엄성이 얼마나 취약한지를 보여주고 있으며, 취약한 토대 위의 성찰하지 않는 문명이 '위기' 앞에서 어떻게 몰락할 수 있는지를 보여준다. 그러나 소설의 결말은 암울하기만 하진 않다. 야만적인 환경 속에서도 서로를 보듬고 도우며 생존하는 한 무리의 인간 집단이 있다. 이들은 질병이 번지는 초기에 눈이 멀면서 제일 먼저 수용소로 격리된 사람들이었다. 모든 것을 잃어버린 이들에게 단 한 가지 생존 비결은 서로에 대한 믿음과 연대다. 눈이 멀었지만, 진정한 의미에서 눈을 뜬 사람들. 이들은 죽은 사람을 묻어주고, 공정하게 식량을 나누려 노력하며, 폭력에 저항했다. 작가는 아마도 '눈이 있어도 보지 못하는 사람들'을 이들과 대비시키고 싶었던 것 같다. 진짜 '본다는 것'은 불안과 공포에도 불구하고 인간의 존엄함을 볼 줄 아는 것이다. 한 무리의 이 집단은 결국 끝까지 살아남았고, 바이러스는 소실되면서 시력을 회복한다.

대구를 중심으로 폭발적으로 환자가 늘면서 불안도 확산되는 모양이다. 지역적으로 국한되긴 했으나 유행이 시작된 것이다. 환자 수가 늘어나는 추세로 보건대 유행이 확산될 것 같은 우려를 놓을 수 없다. 어떤 이들은 '눈먼 자들의 도시'에서 일어날 법한 최악의 시나리오를 상상할지도 모르겠다. 만일 그런 이들이 있다면 지나친 상상은 내려놓아도 된다. 코로나19 바이러스 감염자로 진단된 사람들의 대부분이 경증이거나 무증상이기 때문이다. 아직 시간이 더 지나봐야 알겠지만 치사율도 그리 높지 않을 것 같다. 바이러스 질환을 다루는 호흡기내과 의사도 잘 지내고 있고, 요즘도 독감 환자가 많지만 늦은 밤 글을 쓸 여유도 있다. 그러니 너무 걱정 마셨으면 한다. 그리고 어느 때보다 방역 당국과 병원이 노력하고 있지 않은가. 최악도 충분히 견딜 수 있는데, 최악까지도 안 갈 것이니 믿고 차분하게 견뎌보자고 말하고 싶다.

주제 사라마구의 메시지를 다시 한번 새기고 마무리 지으려 한다. 소설 속 인물을 통해 작가는 말했다. "우리는 불멸의 존재가 아니에요. 우리는 죽음을 피할 수 없어요. 하지만 적어도 눈은 멀지 말아야 해요." 진짜 눈이 멀지 않는 것은 함께 살아가는 것을 배우는 것이다. 그것이 바이러스에 대한 진정한 승리라는 것이다. 오늘 아침 뉴스공장에서 김부겸 의원이 "힘내라 대구 경북" 하자고 의견을 주셨다. 대구 경북 시민들 힘내시고, 특히 병원에 계신 분들 정말 고맙고 힘내시기를. 마음으로 응원한다.

2월 27일 어떤 구조적 문제에 대하여

숨을 들이마실 때는 코로 들이쉬고, 내쉬는 숨은 코가 아닌 옆구리로 빠져나갔으면 좋겠다는 생각을 했었다. 이런 생각을 하게된 연유는 인간의 폐의 해부학적 특징 때문에 폐렴에 잘 걸린다는 관찰에서 비롯되었다. 물론 대단히 주관적인 관찰에서 나온 결론이라 주장의 신빙성이 거의 없다는 것을 미리 밝힌다. 다만 인간의 호흡기 구조를 이해하는 데는 도움이 될 것이라고 생각한다. 상상의 자유와 표현의 자유를 용인하는 '자유 대한민국'에서 살고 있으므로 적어내려가본다.

5년째 앵무새 스텔라와 살고 있지만, 나는 녀석이 한 번도 감기를 앓는 것을 본 적이 없다. 나와 아이들이 계절마다 숱하게 감기를 앓고 재채기하고 코를 풀면서 지내도 녀석은 콧물 한 방울 흘려본 적이 없다. 너 참 용하다, 라고 생각하기도 했지만, 그 '용함'이

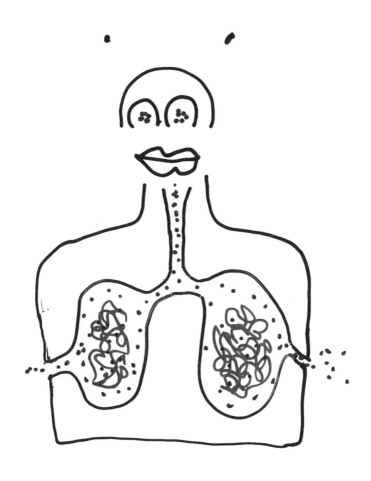

새로운 호흡기계의 상상도. 공기 중의 입자가 코를 통해 기관지와 폐까지 들어와서 옆구리를 통해 나가는 그림. 폐 안의 얽힌 실타래는 가스 교환이 이루어지는 혈관을 그린 것이다.

조류의 보편적 특징일지도 모른다는 생각에 이르렀다. 즉, 호흡기 감염증의 발병율이 호흡기계 구조의 해부학적 특징과 관련 있을 지도 모르겠다는 것이다.

사람의 폐는 허파꽈리 폐다. 공기가 들어오는 길과 나가는 길이 같다. 코를 타고 들어온 공기는 인후두와 기관지를 타고 내려가다가 허파꽈리에 다다른다. 거기에서 잠시 머문 공기는 다시 왔던 길을 되돌아 나온다. 기도가 한쪽이 막혀 있는 폐쇄형이어서 공기의 흐름도 막히고 돌아가야 한다. 만약 공기 중에 병원성 입자가 있다고 한다면 입자가 다시 나가지 못하고 폐포나 작은 기도에 머물 가능성이 매우 높을 것으로 추측할 수 있다. 다시 빠져나가지 못한 미생물들 중 운좋게 살아남고 번성하는 것이 폐렴을 일으키는 것이다. 미세먼지와 같은 유해한 입자들도 마찬가지다. 유해한 입자나 미생물을 차단하기 위한 여러 장치가 있겠지만 100퍼센트 차단하기는 어려울 것이다. 난관을 뚫고 폐의 깊숙한 곳까지 다다른 어떤 무엇은 똑같은 길을 되돌아 나가야 하는데, 폐포까지 다다른 미생물이 나가고 싶어할 리는 없다. 어떻게든 폐에 안착하여 자손을 퍼뜨림으로써 생존의 목적을 달성하려고 할 것이다. 천식이나 만성 폐쇄성 폐질환, 폐렴 등과 같은 폐질환은 모두 이처럼 미세한 입자 혹은 미생물에 의해 시작되거나 악화될 수 있다. 만약 인간 폐의 구조가 허파꽈리같이 막혀 있지 않고 한 방향으로 뚫려 있다면 어떨까? 아마도 폐질환은 감소하지 않을까?

반면에 조류의 폐는 사이막 폐다. 조류는 기낭이라는 독특한 구조물의 도움으로 들숨과 날숨 시 공기가 섞이지 않는다. 공기들은 얇은 막으로 되어 있는 '사이막 폐'를 지나가면서 가스 교환을 하게 된다. 이런 폐는 인간의 폐에 비해 산소흡수율이 훨씬 좋아서 '사이막 폐'를 가지고 있는 새들은 산소가 희박한 고지대에서도 잘 날아다닌다. 공기의 흐름이 막혀 있는 곳에서 되돌아가지 않는 일방향one way 시스템이라는 점에서 내가 착안한 그림의 폐와 비슷하다고 볼 수 있다. 새들의 '용함'의 비밀은 바로 여기에 있다.

조류의 이처럼 효율적인 폐가 처음 등장한 시기는 중생대 트라이아스기였다. 당시는 대기 중 산소 농도가 10퍼센트 안팎으로 오늘날의 20퍼센트에 비하면 현저히 낮은 환경이었다. 산소를 소비하는 동물들에게는 최악의 환경이었던 것이다. 덩치 큰 동물들은 산소가 모자라 느릿느릿 움직일 수밖에 없었던 시절(에베레스트산을 등정하는 사람들이 뛰어다니는 걸 본 적이 없다는 걸 참조하라), 사이막 폐를 장착한 동물들은 상대적으로 움직임이 빨랐고 생태계 사슬의 최정점에 오를 수 있었다. 바로 공룡이다. 오늘날 공룡의 후손이라 여겨지는 조류가 기낭계를 가지고 있다. 고생물학자 피터 워드는 그의 책 『진화의 키, 산소 농도』에서 공룡이 상대적으로 효율적인 호흡기계를 가지고 있었기 때문에 저산소 세계를 재패했다고 주장했다.

호흡기 감염성 질환으로 전 세계가 들썩이고 있다. 좀더 정확히 말하면 '전 세계'의 허파꽈리 폐를 가지고 있는 인간들이 들썩이고 있다. 이 심각한 사태의 본질 속에 어쩌면 우리 폐의 구조적 문제가 있지는 않은가라는 상상을 해본다.

3월 1일 감염병은 왜 발생하는가

"선생님 이 병도 감염되는 건가요? 집에 애들이 있어서요."

요즘, 부쩍 많이 듣는 질문이다. 그럼 나는 이렇게 대답한다.

"모든 감기는 다 감염되는 거예요. 환자분 본인도 다른 사람에게서 옮은걸요?"

　내 말의 뜻은 너무 걱정하지 말고 지내라는 것이다. 어차피 늘 그런 방식으로 살아왔으니 굳이 새삼스럽게 '감염병'이라는 말을 깊이 새기지 말고 평소처럼 살아가시라는 것이다. 예전에, 그러니까 코로나19가 퍼지기 전에는 환자들이 내 말의 의도에 맞는 표정을 지었다. 그런데 코로나19가 바이러스의 지위를 상승시켜버린 요즘은 조금 다르다. '옮는다'는 말에 환자들의 표정이 바뀐다. 식기를 따로 써야 되는 것은 아닌지 물어보는 환자도 있다. 내 표현이 의도대로 전해지지 않는다는 것을 몇 번 경험하고 나서는 나도 '옮는다'는 말은 안 쓴다. 환자들의 반응이 충분히 이해된다. 아파트 지하 주차장에서 엘리베이터를 타려고 기다리던 중이었다. 저쪽 모퉁이를 돌아 엘리베이터로 향하던 모녀가 나를 보더니 나와는 거리를 두고 멈추어 섰다. 엘리베이터가 도착한 후 나 홀로 엘리베이터에 올랐다. 마스크를 쓴 두 여인은 마스크 없는 나와 함께 닫힌 공간에 있는 것이 불편했던 것이다.

사실 우리가 사는 사회는 감염 자체를 없애는 것이 불가능하다. 인간의 사회적 본성 때문이다. 살기 위해서 우리는 타인과 식사, 직장생활, 여가생활 등 모든 면에서 연결되어 있어야 한다. 은둔자로 산다는 사람들조차 일터로 오가는 길에 수많은 사람을 지나쳐야 하고, 집에 와서는 택배 기사와 만나야 한다. 산다는 것은 잘 연결되어 있다는 의미라서 연결 고리를 타고 살아가는 바이러스는 늘 살 곳이 있기 마련이다. 1년 내내 바이러스 감염증으로 병원을 찾는 사람이 끊이지 않고 이어지는 것을 보면 바이러스는 나쁠 때는 나쁜 대로, 좋을 때는 좋은 대로 살아가는 것 같다.

우리 몸도 사회와 마찬가지로 감염 자체를 없애는 것이 불가능하다. 몸의 생물학적 특성 때문이다. 생명의 기본 단위인 세포는 닫힌계가 아니라 열린계다. 외부 세계와 물질을 주고받을 수 있도록 시스템이 열려 있다는 말이다. 세포막을 통해 필요한 것을 세포 안으로 가져오고 필요 없는 것은 세포 밖으로 배설해야 한다. 외부에서 들어온 물질을 세포 안에서 대사시킴으로써 세포는 살아갈 동력을 얻는다. 우리 몸은 수십조 개에서 많게는 100조 개까지 엄청나게 많은 세포로 구성되어 있고 모두 빠짐없이 물질을 받아들이고 배설해야 한다. 당분과 산소를 받아들이고, 대사 과정에서 발생한 배설물을 배출해야 한다.

생명체의 덩치가 커지고, 많은 수의 세포가 모여 사는 다세포 동물은 이러한 물질 교환 시스템을 특정 구역의 '특화된 세포들'에게 맡겨놓았다. 외부의 물질을 흡수하고 배설하는 역할을 몇몇 세포에게 맡겨놓아야 더 효율적이며 다른 세포들이 전문적인 일을 할 수 있기 때문이다. 그래서 몸은 영양분을 섭취하는 일을 소화기를 담당하는 세포들에게 맡겨놓았고, 산소를 흡수하는 일을 호흡기 세포들에게 위임했다. 이 세포들은 효율적으로 외부의 물질을 흡수하도록 설계되었다. 하여 호흡기계와 소화기계는 언제나 자연세계에 열려 있는데 이 때문에 가끔 병원성 미생물이 찾아오기도 한다. 감염병의 경로는 대부분 바로 이 두 곳이다.

이질, 콜레라, 장티푸스 등이 소화기관을 통해 전염되었던 대표적인 질환들이고 결핵, 페스트 같은 균이 호흡기관을 이용하는 대표적인 전염성 질환이다. 사스, 메르스, 코로나19 바이러스는 모두 코로나바이러스의 변종인데 하나같이 호흡기가 감염 경로다.

소화기관이나 호흡기관이 시작되는 입과 코 모두 얼굴에서 비롯된다. 그래서 손씻기만 잘 하면 감염성 질환은 상당 부분 예방할 수 있다.

3월 6일 바이러스–인간–달

집에 오는 길에 서쪽 바다까지 달렸다. 파란 하늘에 뉘엿뉘엿 햇살이 누워 지나가는 모습이 예쁘기에 바닷가에 접한 공원까지 가서 해 지는 걸 봐야겠다고 생각하고는 달렸다. 공원에 도착하자 아쉽게도 수평선에 해보다 먼저 구름이 와 있었다. 아쉬운 대로 사진 몇 컷을 찍고 공원을 걸었다. 지난번까지는 못 봤는데, 공원 데크의 한쪽 귀퉁이에 모형 달이 설치되어 있었다. 달에 머리를 들이박으며 사진 한 컷 추가.

확실히 가까이 가서 대보니 달보다 내 얼굴이 작다. 물론 실제 달은 모형보다 수억 배 클 것이다. 아마 크기로 보면 내 얼굴은 코로나바이러스의 얼굴과 달의 중간쯤 되지 않을까 싶다. 오후에 병원 로비에 걸려 있는 대형 TV 화면에 거대한 코로나바이러스 모형이 등장했다. 뉴스를 진행하는 두 앵커 사이에 위치한 코로나바

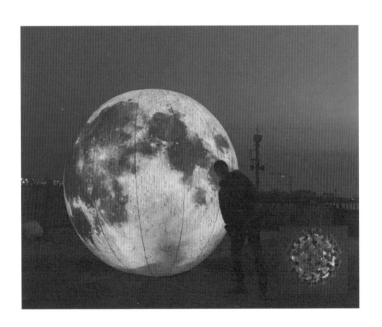

이러스 모형은 정월초하루에 떠오르는 태양을 이미지화한 것이라고 착각할 수 있을 만큼 강렬하게 장식되어 있었다. 면봉처럼 생긴 돌기 안쪽으로 바이러스 표면이 붉은색인데 이글거리는 태양의 표면을 닮았다. 문제는 아무리 봐도 크기였다. 아나운서 얼굴보다 더 컸다. 이건 아무래도 도리가 아니다. 아무리 가상의 이미지라지만 너무하다. 태양처럼 빛나는 바이러스가 사람 얼굴보다 큰 크기로 뉴스 시간 내내 걸려 있다니. 생각해보자. 공원에 만들어놓은 달 모형이 사람 얼굴보다 작았더라면 과연 달 같았을까?

말이 나온 김에 크기를 비교해보자. 코로나바이러스가 100나노미터 정도 된다고 하니, 아나운서의 조막만 한 얼굴을 30센티미터, 달의 지름이 3400킬로미터. 단위를 통일 시켜서 나노미터로 바꾸면

달: 3,400,000,000,000,000나노미터

사람: 300,000,000나노미터

코로나: 100나노미터

헉! 나의 예측이 맞았다. 사람 얼굴 크기가 대략 코로나와 달의 중간쯤이다. 대단하다. 똑똑하기로는 인간이 셋 중 가장 나은 건 분명하지만, 크기에 비춰 따져보면 바이러스의 능력은 정말 대단

하다고 볼 수밖에 없다. 작은 크기의 몸으로 인간 몸에 침투해 감염된 지 수일 만에 인간을 침상에 드러눕게 만들고, 수십 일 만에 한 사회를 혼란 속에 빠뜨릴 수 있는 능력 말이다. 호모 사피엔스가 달에 도착하는 데만 수십만 년이 걸린 것과 극명히 대조된다.

그러나 달과 인간 그리고 바이러스는 어마어마한 크기의 격차에도 불구하고 공통점을 갖는다. 하나는 비슷한 성분으로 이루어져 있다는 사실이고(원소 주기율표에서 벗어나는 성분이 하나도 없을 테니까), 또 하나는 같은 힘의 지배를 받는다는 것이다. 우주에 작용하는 힘에는 네 가지가 있다. 우주의 모든 것은 중력, 전자기력, 강한 상호작용(강력), 약한 상호작용(약력)의 영향 아래 있다. 간단히 서술하자면 중력은 우주를 움직이는 힘이고, 전자기력은 원자와 분자를 이루며 일상에 영향을 미치는 힘이다. 이른바 살아 있다고 하는 바이러스와 인간의 몸을 설명하는 생물학은 전자기력을 다루는 분야다. 그리고 강력과 약력은 원자보다 작은 크기의 세계에서 이루어지는 일이다. 네 가지 힘 중에서도 바이러스와 인간과 달 모두에게 가장 공평하게 작용하는 것이 중력이다. 아니, 오히려 우주 전체에 공평하게 작용하는 힘이라고 하는 것이 더 맞겠다. 중력이 있었기 때문에 혼돈의 우주에서 먼지들이 모여 은하를 만들고 별을 만들었고, 결국은 생명도 태어났다. 그뿐인가. 지구상의 생명체들은 중력에 적응하여 몸의 형태를 만들어왔다. 중력장 하에서 일어서서 뛰기 위해서는 좌우 대칭의 몸을 가져야 했고, 다리도 날개도 좌우 대칭이다. 그 덕분에 까맣고 귀여운 눈동자 두 개와 콧구멍, 귓구멍 모두 보기 좋은 대칭이다. 빨래를 한 다음 마른 양말을 거두어 수월하게 짝을 맞출 수 있는 것 역시 중력의 영향이다.

우주의 규모는 너무 방대해서 우리가 접근할 수 없는 규모의 것들은 이해하기 어렵다. 강력과 약력이 작용하는 원자 이하의 세계는 일반 상식으로는 이해하기 어려운 양자역학으로 설명해야 한다. 블랙홀과 같이 너무 큰 우주의 이야기는 과학적 언어로 설명할 길이 없다보니 과학자들도 문학적 은유를 사용하곤 한다. 그러나 바이러스와 인간 그리고 달은 우주의 전체적인 규모에서 본다면 고만고만한 크기라고 할 수 있다. 인간과 크기가 비슷해서 인간이 이해할 수 있는 것이다. 바이러스와 인간 그리고 달, 우리 셋은 모두 경험적 근거와 과학적 관측으로 이해 가능한 규모 안에서 살아가고 있다.

그 경험적 지식에 근거한다면 바이러스를 좀더 이해할 수 있을지 모르겠다. 인간이 달에 도착하기 위해 투자한 지적·물적 노력을 생각해본다면, 바이러스가 인간에게 도달하는 것이 얼마나 어려운지 합리적으로 추론할 수 있을 것이라는 말이다. 바이러스 스스로가 저 혼자 노력으로 인간에게 도달할 수 있을까? 인간의 호흡기가 만들어주는 폭풍우에 실려 날아가던가? 아니다, 인간의 손에 묻어가는 것이다. 인간의 기침이 바이러스를 길게 잡아서 2미터까지 튀어나가게 할 수 있다는데, 2미터는 바이러스 입장에서 본다면 우주여행이나 다름없는 거리다. 다시금 강조할 수밖에 없다. 바이러스의 우주여행 예방법. 마스크와 손씻기.

3월 8일 영화냐 현실이냐:
『인수공통 모든 전염병의 열쇠』를 읽다가

휴대전화 진동 소리에 잠을 깼다. 환경부에서 보낸 안전 안내 문자였다. '새벽부터 미세먼지 급상승, 비상 저감 조치, 보건용 마스크 착용'이라는 문자가 도착해 있었다. 거실로 나와 창밖을 바라보니 짙은 안개로 길 건너 아파트가 겨우 윤곽만 드러내고 있으며 근처 가로등 불빛마저 뿌옇게 창문에 서렸다. 출근길이 좀 막히겠다 싶어 눈을 비비며 스마트폰을 열었다. 포털 사이트의 자극적인 뉴스 몇 개가 눈에 들어왔다. 새벽에 사람 서너 명이 길가에 쓰러져 있는 것을 방호복 입은 사람들이 실어갔다는 것인데, 바이러스 감염 환자일 것이라는 추측 기사였다. 지인으로부터 카톡이 와 있었다. 링크되어 있는 유튜브를 열었다. 유튜버가 진지한 얼굴로 각종 자료를 제시하며 열변을 토하고 있었다. 심각한 내용이었다. 미세먼지보다 더 작은 바이러스 입자가 미세먼지와 결합하면서 도시의 지표면 위에 낮게 떠 있다는 것이고, 그것이 미세먼지와 독성 효과의 상승 작용을 하면서 급격한 폐렴을 일으키고 있다는 주장이었다. 숨만 쉬어도 감염될 수 있다는 단계로 진입한 것이다. 유튜버는 '울트라 심각 단계'라면서 울먹였다. 만일 지난밤 집에 돌아오지 못한 식구나 지인들이 있다면 빨리 1339에 신고하라는 말로 마무리했다. 에오에오에오. 멀리서 시작된 사이렌 소리가 점점 커지고 있었다.

위와 같이 시작되는 영화가 있다면 아마도 흥행에 실패했을 것이다. 왜냐하면 첫 번째는 좀 진부한 스토리의 재난영화라 빤히 결말이 보이기 때문이다. 뭐, 도시의 마스크와 방독면은 모두 소진되었고 각종 생필품 사재기로 전시 상황이 될 것이며, 통신선은 전부 차단되어 정부의 도움을 받을 수도 없는 상황. 독성 물질의 발원지인 제약회사 실험실에 있다는 해독제를 구하기 위해 근육질 남자(이때 남자의 딸이 바이러스에 걸려 있을 것이다)는 러닝셔츠 차림에 방독면 딸랑 하나만 들고 모험을 떠난다. 길가에는 바이러스에 감염된 개들이 뭐든 살아 있는 것만 보면 달려들어 물려고 할 것이다. 얼마나 진부한가. 두 번째 실패 요소는 과학적 상식과 배치되는 설정에 있다. 바이러스가 미세먼지와 결합하여 공기 중에 부유한다는 것은 너무 말이 안 되는 억지 상황이다. 이미 코로나19를 겪은 사람들은 바이러스에 대해 알 만큼 알아서 영화의 설정에 화를 낼지도 모른다.

앞 글에서 몇 차례 밝혔듯이 바이러스는 '절대 세포 내 기생체'다. 세포 밖에 나와서는 몇 시간 내지 며칠의 시간을 버텨낼 수 없다. 미세먼지는 세포막도, 세포소기관도, 유전 물질도 없는 그저 먼지 덩어리라서 바이러스가 좋아할 만한 구석이 하나도 없다. 바이러스는 반드시 살아 있는 생물 속에 있어야 한다. 코로나19 환자가 생겼다는 말은 코로나19 바이러스가 오염된 흙이나 물속에 있다가 사람에게로 전염되었다는 얘기가 아니다. 물론 지구상에 새로 생겼다는 말도 더더욱 아니다. 이제까지 다른 생물의 몸속에 잘 살고 있던 바이러스가 사람에게로 옮겨왔다는 말이다. 이것을 '이종간 감염'이라고 한다. 언젠가 코로나19 환자가 더 이상 발생하지 않을 시기가 올 텐데, 그때도 바이러스 자체가 이 지구상에서 소멸되었다는 말은 아니다. 있던 자리로 돌아갔다는 의미다.

인류를 공포로 몰아넣었던 전염병은 계속 반복되어왔다. 1976년의 에볼라 출혈열, 1981년 에이즈 바이러스, 1997년 조류독감, 2003년 사스, 2009년 돼지독감……. 그리고 이번에 발병한 바이러스의 공식 명칭이 COVID-19다. COVID-24 또는 COVID-30이 반복될 수 있다는 것을 염두에 둔 작명이다. 데이비드 콰먼의 『인수공통 모든 전염병의 역사』에서 지적하는 바이러스 전염병에 대한 진단과 처방을 소개하고자 한다. 저자는 이러한 질환은 모두 '인간이 저지른 일들의 의도하지 않은 결과물'이라고 지적하는데, 그 이유를 요약해본다.

1. 바이러스 생태계

바이러스가 있던 자리, 아마도 그 자리에서 숙주와 바이러스는 잘 지냈을 것이다. 그 규모는 어마어마해서 우리가 상상하는 것 이상이다. 지구 생명의 역사와 궤를 같이하는 그 다양하고 복잡한 바이러스 세계는 생태계 속에서 모종의 역할을 하면서 '우리와 함께' 살아왔다. 가끔 치명적으로 숙주를 죽음으로 몰아넣는 사건도 있기는 하다(드물다는 말).

2. 생태계의 파괴

인간이 너무 빠른 속도로 생태계를 파괴하고 있다. 벌목, 도시 건설, 화전 농법, 야생동물 사냥과 섭취, 목초지를 확보하기 위한 숲의 개간, 광물 채취, 도시 확장, 해양 식량 자원의 남획, 기후변화 등. 그러다보니 바이러스들이 살아갈 곳이 없다. 숙주로 살던 동식물이 멸종하고 있다. 저자는 이렇게 말한다. "마치 건물을 철거할 때 먼지가 날리는 것처럼, 그들의 몸에 깃들어 살던 미생물들이 주변으로 확산된다."

3. 멸종이냐 새로운 길이냐

저자는 계속해서 이렇게 말한다. "밀려나고 쫓겨나 서식지를 빼앗긴 기생적 미생물 앞에 두 가지 길이 놓여 있다. 새로운 숙주를 찾든지, 멸종하는 것이다. 이들이 특별히 우리를 표적으로 삼는 것이 아니다. 우리가 너무 많이 존재하고, 너무 주제넘게 침범하는 것이다."

4. 그러니까 원인은?

감염병은 더 큰 경향의 일부이며, 그 경향을 만든 것은 바로 우리 인간이다. 우리는 자연을 파괴해왔고, 지금도 계속 파괴하고 있다. 우리는 70억까지 개체 수를 늘렸고, 우리의 숫자가 불어난 만큼 가축의 숫자를 늘려야 했기에 공장식 축산업을 일으켰고, 병원체가 새로운 형태로 진화할 가능성을 열어주었다. 이윤을 위해 가축들에게 항생제를 사용하여 세균의 진화를 부추겼고, 기후 온난화를 부추겨 모기와 진드기의 서식지를 넓혀주었다. 이 모든 게 인수공통감염병의 확산 기회를 넓혀주는 것들이다. 인간이 문제다.

5. 대책은?

"모든 것은 우리에게 달려 있다."(책의 마지막 문장)

모두가 다 함께 살 수 있는 집이었는데, 그중 하나가 주제넘게 여기가 다 우리 집이라는 듯 집 전체를 들락거리니 문제가 생길 수밖에 없는 것이다. 인류가 변하지 않고 지금 이대로 간다면, 재난 영화의 진부한 장면들을 현실에서 보게 될지도 모른다는 것이다. '끓는 물 이론'의 개구리들처럼, 이번만큼은 세계의 지성인들 모두가 화들짝 놀라서 뭔가 변화가 시작되었으면 좋겠다. 책의 마지막 문장이 주는 희망을 붙들고 싶은 건 모두 같은 마음일 테니까.

3월 16일 질병에 대하여

병이 났을 때 병원에 오면 사진을 찍는다. 사진을 찍으면 '병소'를 찾아낼 수 있기 때문이다. 엑스레이 촬영을 하기도 하고, 컴퓨터 촬영을 하기도 한다. 의사는 문진을 통해 어느 부위를 찍어볼지 결정한 후 머리나 가슴 또는 팔다리와 같이 의심되는 부분에 국한하여 검사를 한다. 그럼 '병'이 사진에 찍혀 나오기도 한다. 한 사람이 아프다면 사람 자체가 병든 것이 아니라 사람을 이루고 있는 구조의 일부에 이상이 생겼다는 것을 알기 때문이다. 혈액검사도 마찬가지다. 몸의 50~60퍼센트는 물로 되어 있어서 혈액검사는 몸 전체를 순환하는 물의 성분을 알아내는 것이다. 의사는 검사 결과를 가지고 각종 장기나 조직에 문제가 생긴 것을 밝혀낸다. 혈액 검사 후에 의사가 환자더러 "몸이 상했네요"라고 말하거나, "인생 자체가 병들었어요"라고 말하지 않는다. 혈액 검사 결과는 간, 심장 또는 신장과 같은 특정 장기에 이상이 있음을 전해준다. '아프다'는 표현을 협소한 영역의 언어로 전환시켜주는 곳이 병원이다.

코로나19 바이러스 질환을 검사할 때 의사는 코와 인후부에서 면봉으로 점막을 긁어내 진단 키트를 돌린다. 그리고 흉부 엑스레이를 찍어서 폐렴이 발생했는지를 확인한다. 병은 외부에서 몸 안으로 옮겨져 들어올 수 있다는 것을 알고 있다. 코로나19 바이러스가 몸 안에 들어오는 경로와 병을 일으키는 장소도 알고 있다.

지금이야 상식이지만, 이런 생각이 보편적인 상식으로 자리 잡은 지는 얼마 되지 않았다. 근대 이전에는 병든 몸을 이해하기 위해서 여러 다른 설명을 끌어왔다. 조상을 잘 못 모셨거나, 집의 터가 좋지 않거나, 신의 처벌에 이르기까지 '병'의 원인은 몸 안에 있지 않았다. '병'은 몸 밖에서 일어난 여러 현상의 결과물이었다. 이 때문에 병든 사람에 대해서는 갖가지 외부적 혐의가 주어지고 야만적인 처벌이 행해지기도 했다.

우리는 16세기부터 시작된 해부학과 17세기의 생리학, 그리고 20세기의 유전학과 미생물학까지 수많은 사람의 땀과 희생 위에서 몸과 질병을 이해하는 단계를 높여왔다. 이제 우리는 누군가 아프다고 할 때 아픈 이유를 다른 곳에서 묻지 않는다. 몸 안의 장기와 조직과 세포를 들여다본다. 어떤 질환은 세포 내의 유전자 염기서열까지 파고들어 병의 원인을 밝혀내기도 한다. 병원에 가면 장기Organ별로 분과가 존재한다. 소화기내과, 호흡기내과, 신장내과, 심장내과 등 내과만 해도 10개 이상의 분과로 나뉘어 있고, 해당 분야의 전문의가 깊이 있는 진료를 한다. 이러한 환원주의적 접근은 일단은 대성공을 거두었다. 사람들의 평균수명은 한 세기 만에 수십 년 증가했다. 오늘날 '병'이 난 원인을 종교에서 찾거나 종교 집회를 통해 병을 치유하려는 사람은 거의 없다.

감염병은 이러한 추세에 제동을 거는 것 같다. 몸을 이루는 하부 구조를 파고드는 방식으로는 감염병을 이해할 수도 치유할 수도 없다. 물론 감염병을 일으키는 미생물을 알아야 하며, 미생물을 진단하고 백신과 치료제를 만들기 위해서는 미시세계를 다뤄야 한다. 그러나 감염병은 실험실의 과학자와 병원의 의사만으로는 치료가 불가능하다. 외과적 수술로 병변을 깨끗이 도려낼 수없다. 사회를 이루고 있는 몸과 몸의 연결 고리를 파고드는 특성 때문에 감염병은 몸의 터전인 '사회'를 파괴한다. 사회적 동물인 인간에게 감염병은 치료 못지않게 예방이 중요하고, 이것을 위해서는 사회의 전체적인 면을 바라보고 조율하는 능력이 요구된다.

코로나19 바이러스의 확산 과정을 보면서 우리는 중앙 정부의 책임과 역할을 다시 확인하게 되었다. 유행병의 확산을 관리하는 것은 의료 조직과 사회 각 분야의 역량을 조율하고 동원할 수 있는 정부가 해야 한다. 우리나라에서도 감염병 관리의 성패는 곧 정부에 대한 신뢰로 이어졌고, 지지율에도 큰 영향을 미쳤다. 질병은 치료와 동시에 '관리'되어야 한다. 그래서 감염병에 대처하는 정부 기관을 '질병관리본부'라고 부른다.

3월 25일 어떤 구조적 문제에 대하여 II

폐렴이 잘 발생하는 호흡기관의 구조적 문제에 대하여 논할 때 가장 중요한 것은 사실 따로 있다. 이 문제 역시 해결책이 없는 사안이지만, 대부분의 사람은 늙어가는 과정에서 이로부터 파생하는 문제를 반드시 겪기 마련이고, 또한 호흡기에 대한 이해를 넓힐 수 있는 지점이어서 짚고 넘어가려 한다.

폐렴으로 고생하는 사람들을 보면서 이런 생각을 해봤다. 다음 쪽 왼편 그림에서처럼 콧구멍으로 시작해 폐에 이르는 숨길이 존재하고, 입으로 밥을 먹는 밥길이 별도로 존재하는 것이다. 코에서 시작된 관은 기관지로 이어지고 곧 두 갈래로 갈라지며, 다시 여러 갈래의 길로 나뉜다. 그리고 입에서 시작된 소화기관은 목을 타고 식도로 이어져 위로 내려간다. 해부학을 배우지 않은 이들은 그림이 이상하다고 느껴지지 않을 정도로 자연스러워 보인다. 그

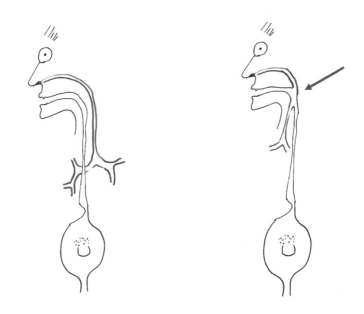

사람의 기도와 식도가 좌측과 같이 분리되어 있다면 좋겠지만, 진화 과정을 통해 형성된 몸은 두 가지 길이 중간에 교차하도록 되어 있다. 이 때문에 호흡기 질환이 빈번히 발생한다.

러나 우리 몸은 오른편 그림과 같이 생겼다. 우리는 입으로 밥도 먹고 숨도 쉴 수 있게 생겼다. 호흡기관과 소화기관이 일부 구간을 공유하기 때문이다. 공유하는 지점에서 호흡기관과 소화기관은 교차하며 주행한다.

교차하는 지점이(화살표) 인두의 끝, 후두가 시작되는 곳이다. 문제는 여기서 발생한다. 이 교차 지점에서 식도(밥길)와 기관지(숨길)로 연결되는데 식도는 밥과 숨이 모두 넘어가도 되지만 기관지로는 밥이 넘어가서는 안 된다. 자칫하면 음식이 숨길을 막아버리거나(질식), 음식물과 섞인 타액 속의 세균이 폐렴을 일으킬 수 있다(흡인성 폐렴). 바로 이러한 해부학적 구조의 한계 때문에 명절때면 인절미를 먹다가 인절미가 식도가 아닌 기도에 걸려서 응급실로 실려오는 노인들이 종종 있다.

우리 몸은 이러한 문제를 해결하기 위해 후두라는 아주 정교한 기관을 발달시켜왔다. 식도에서 갈라져 나오는 기관지의 시작지점에 후두가 있다. 후두의 움직임을 통해 음식이 식도로 넘어갈 때마다 후두가 움직여서 숨길을 차단한다. 음식이나 타액이 기도로 넘어가는 것을 방지하는 것이다. 지금도 손쉽게 확인할 수 있다. 손을 가지고 목에 튀어나온 목울대에 손을 갖다 댄다. 그리고 물을 한 모금 마시면 목울대가 위로 상승했다가 다시 내려오는 것을 볼 수가 있다. 후두가 기도로 들어오는 물을 차단하기 위해서 운동하는 것이다. 후두가 기도를 차단하면서 안전하게 물이 식도로 넘어간다. 이때 물 한 모금이 식도로 잘 넘어가면서 귀엽게 인사하는 소리가 들린다. "꼴깍." 이번엔 물을 크게 머금어 삼켜보자. 역시 목울대가 움직이고 이번엔 인사 소리가 더 크게 들린다. "꿀꺽."

문제는 후두도 나이가 들면서 기력이 떨어진다는 것이다. 팔다리의 근력이 쇠약해지듯이 후두의 운동력도 저하된다. 후두가 움직이지 못한다는 것은 먹을 수 없다는 의미이고 이것은 곧 죽음을 뜻한다. 움직이더라도 효율적으로 움직이지 못하면 입안의 분비물이 그대로 기도로 넘어가 폐렴을 일으킨다.

바이러스 폐렴이 확산되고 있다. 일단 바이러스성 폐렴이 발생하고 진행되면서 세균성 폐렴이 동반되곤 하는데, 의식 저하가 뒤따르거나 체력이 소진되면서 후두의 운동력이 저하되기 때문이다. 후두가 제대로 기도를 방어하지 못해 발생하는 폐렴을 흡인성 폐렴이라고 한다. 호흡곤란이 악화되는 환자에게는 인공호흡기 치료를 시작하는데, 이때 인공호흡기 치료에서 빨리 졸업할수록 생존 가능성이 높아진다. 왜냐하면 인공호흡기 치료를 위해 기관삽관을 했다는 것은 기도 차단을 위한 후두의 기능이 상실된 상태를 의미하기 때문이다. 역시 반복적인 흡인성 폐렴이 발생하는 것은 시간문제다.

뜻밖의 횡재를 만났거나 또는 악재를 만났을 때, 꿈인지 생시인지 잠깐 헷갈리곤 한다. 그럴 때 흔히 자신의 신체를 꼬집어 통증을 느껴보기도 하는데, 이제 더 좋은 방법을 하나 소개한다. 진정 지금 이 순간 생생하게 살아 있음을 맛보고 싶다면 가만히 목에 손을 대고 침을 삼켜 목울대의 움직임을 느껴보는 것도 좋으리라.

건강하게 살아 있음을 손끝으로 느껴보면서 동시에 들을 수도 있기 때문이다. 꼴깍!

3월 27일 마스크에 대한 단상

인기 연예인이 마스크를 개발해 특허 출원을 했다는 뉴스를 봤다. 해당 마스크는 중앙 부위에 덮개가 있어서 덮개를 열면 마스크를 착용한 채로 음료를 마실 수 있게 되어 있다. 발상은 좋다고 할지 모르나 실용성은 거의 없다 하겠다. 마스크의 덮개를 열고 닫느라 손을 자주 사용하는 행위 자체가 더 문제를 일으킬 수 있고 굳이 먹는 시간까지 마스크를 쓰고 있어야 할 이유도 없기 때문이다. 그러나 뚜껑 마스크를 보면서 새삼 떠오른 아쉬움은 이것이다. 숨과 밥의 출입구가 달랐으면 어땠을까 하는 것이다. 밥은 입으로 먹고, 숨구멍은 아가미처럼 귀 아래 또는 목 근처에 있다면 어땠을까? 영화 「아바타」에서는 외계 행성에 사는 말처럼 생긴 동물의 호흡기가 목에 나 있었다. 코가 목에 붙어 있는 건데, 그걸 보면서 '먹고 숨 쉰다'는 자연법칙을 존중하면서도 창의적으로 생명체를 고안한 감독의 능력이 탁월하게 여겨졌다. 인간도 목에 코가 붙어 있었다면 인기 연예인이 마스크를 고안하느라 고민할 필요가 없었을 텐데 말이다. 나는 마스크를 쓴 채로 초코바를 먹으려다가 낭패를 본 적이 있고, 아들은 마스크를 쓰면 자기 입 냄새를 자기가 맡게 되어서 껌을 자주 씹게 된다고 했다. 거기다가 코가 돌출되어 있다는 것은 마스크 디자인에 가장 심각한 걸림돌이다. 코의 넓이와 높이가 사람마다 다른데, 한번 사용한 후 버리는 마스크는 그 사이즈와 디자인을 개개인에 맞춰서 만들 수 없다. 그럼에도 불구하고 이 모든 단점을 보상하는 행운이 있다. 귀가 적당한 위치에 떨어져 있다는 것이다. 귀는 마스크로 가려질 필요가 없을 정도로 호흡기와 떨어져 있고, 귓바퀴란 것은 마스크를 걸기 좋은 모양으로 돋아나 있다. 마스크 업자가 보기엔 정말 탁월한 디자인이라 하지 않을 수 없다.

지난 한 달간 우리 사회는 마스크 대란을 겪었다. 마스크 수요가 급속히 늘었고 사람들은 마스크를 구입하기 위해 아침부터 약국 앞에서 긴 줄을 서서 기다려야 했다. 마스크 대란으로 인해 정부 정책을 질타하는 뉴스가 넘쳐났었다. 정부가 공적 마스크를 공급하고 5부제를 시행한 지 한 달이 채 지나지 않아 혼란이 사그러든 것은 정말 다행스런 일이다. 해외 사례를 보면 우리 사회는 비교적 잘 대응해 큰 혼란을 비켜가는 양상이다. 미국의 의무사령부에서 천이나 옷으로 마스크를 만들어 착용하는 법을 가르치는 영상이 올라온 것을 보니, 마스크 부족이 심각한 것 같다. 서구에서 마스크에 대한 적극적인 착용 권고를 하지 못하는 것은 '병자'로 보인다는 문화적 인식도 있겠지만, 수급 부족으로 인한 마스크 대란을 우려한 것도 큰 이유라고 한다. 많은 나라에서 마스크 수출을 제한하고 있고, 독일과 프랑스는 중국에서 수입하려던 마스크를 미국이 가로채갔다며 비난을 쏟아냈다. 마스크로 인해 외교 분쟁까지 빚고 있는 형국이다. 이제는 착용 권고를 해야만 하는 대유행의 시점에서 마스크 수급은 커다란 사회 문제가 될 것이다.

국내에서 마스크 정책을 통해 코로나19의 확산을 억제할 수 있었던 것은 아마도 지난 몇 년간 한국 사회에 드리웠던 미세먼지의 영향이 클 것이다. 미세먼지 문제가 점차 확산되고 짙어지면서 마스크의 수요도 크게 늘었었다. 물론 공급자도 늘었을 것이고, 무엇보다 호흡기 질환에 대한 각성으로 인해 적극적으로 마스크를 착용하는 사람이 늘었다. 코로나19의 유행 초기부터 전철을 타면 마스크를 쓰지 않은 사람이 거의 없었고, 지금 공원에 산책을 나가도 대부분 마스크를 쓰고 있다.

물론 미세먼지와 바이러스는 같지 않다. 마스크의 중요성으로 따지면 미세먼지를 차단하는 용도가 훨씬 더 클 것이다. 크기는 바이러스가 훨씬 작다. 미세먼지(1~10마이크로미터)에 비해 바이러스(30~100나노미터)는 그 지름이 10배, 크게는 100배 정도 작다. 그러나 생성 과정이 다르다. 바이러스는 기침할 때 침방울에 묻어서 공기 중으로 튀어나와 발원지로부터 멀리 가지 못한다. 길어야 2미터 날아가기 때문에 사회적 거리 2미터를 지키라고 하는 것이다. 한편 미세먼지는 굴뚝이나 자동차 배기관에서의 연소 과정을 통해 발생하거나, 가스 상태의 연소물이 2차적으로 공기 중의 다른 화합물과 반응을 일으켜 입자가 만들어진다. 공기 중에 부유하면서 시야를 뿌옇게 흐려놓을 수 있다. 그래서 미세먼지를 차단하기 위한 마스크는 바이러스보다 얼굴에 더 밀착시키도록 신경써야 한다. 미국의 의무사령부가 제안한 천으로 만들어 쓰는 마스크는 사실 미세먼지에는 거의 효과가 없다. 미세먼지는 수월하게 저항을 느끼지 않고 면 마스크를 통과하여 체내로 들어올 수 있다. 그러나 바이러스는 크기가 훨씬 큰 침방울에 묻어 함께 튀어나가기 때문에 바이러스 유행의 확산을 막기에는 면 마스크도 차선책으로 사용할 만하다.

아이러니하게도 코로나19 확산의 영향은 미세먼지를 크게 감소시켰다. 매년 봄이면 중국에서 날아오는 황사 소식도 없고, 휴대전화에서 미세먼지 경보음도 들어본 지 오래되었다. 불행 중 다행이다.

3부

사이토카인 사회

미생물이 우리 몸에 침범하여 병을 일으키고 사망에 이르는 과정에서 발생하는 사이토카인 스톰cytokine storm은 여러 기사를 통해 다뤄지면서 익숙한 단어가 되었다. 사이토카인은 미생물의 침입에 대응하여 몸을 보호하려는 면역세포들에서 분비되는 일종의 신호 전달 물질이다. 세포들 간의 소통 장치인 셈인데, 한 세포에서 분비된 사이토카인은 인근에 있는 다른 세포에게 직접적으로 영향을 주기도 하고 일부는 혈액을 타고 먼 거리에 있는 세포들에게 영향을 미치기도 한다. 일단 하나의 신호가 시작되면 신호로부터 영향을 받은 세포들이 활성화되면서 다른 사이토카인을 방출하고 곧 이것은 연쇄적으로 염증 반응을 증폭시키게 된다. 감염에 대항하기 위해 몸이 일으키는 일련의 반응이지만 경우에 따라 이 분비물이 폭풍처럼 넘쳐나면서 질병을 오히려 악화시키기도 한다. '스톰', 즉 폭풍이라는 말은 인간이 통제할 수 없는 자연 현상이듯이 사이토카인 '스톰'이란 말은 염증 반응이 조절되지 않는 상태를 일컫는다. 염증 반응이 과도하게 증폭되면 혈압이 저하되고, 이어서 소변량 감소, 의식 저하 증상이 나타나며 급기야는 사망에 이를 수 있다. 의학을 전공하는 의사 중에서도 내과를 전공해야만 간혹 볼 수 있고 배우게 되는 전문 용어지만, 최근에 언론을 통해 알려지면서 적지 않은 사람들이 이 말에 익숙해져 있을 것이다. 사실 미생물에 대항하여 우리 몸의 건강을 지켜내려고 하는 면역세포들의 세계는 우리 사회만큼이나 복잡하다. 세포들은 제각기 자기만의 특화된 기술과 역량을 가진 전문가들이고, 다양한 세포는 하나의 목적을 위해 협력하고 있다. 또 다른 하나의 세계를 우리 모두는 몸 안에 지니고 있는 것이다. 그래서일까, 면역세포들의 활동을 보면 미생물에 대응하는 우리 사회의 일면과 닮았다는 생각을 하게 된다. 그 닮은 꼴과 다른 꼴에 대해 이야기하는 것은 흥미로우면서도 두 세계 모두를 이해하는 데 정보를 줄 수 있을 것이다. 미생물에 대항하는 몸의 반응과 지난 두 달간 코로나19 바이러스에 대응하는 한국 사회의 모습을 함께 따라가보자.

1. 첫 번째 단계: 검역(1월~2월 초)

코로나19 폐렴 환자의 중국 내 확산 시기. 검역을 강화함.

몸: 상기도의 점막

감염 환자의 발생지가 해외인 경우 감염에 대한 감시가 가장 먼저 시행되는 곳은 공항이다. 2019년 12월 31일 중국 정부가 세계보건기구에 원인 불명의 전염성 질환이 발생하고 있다는 것을 보고한 후 인천공항 검역소는 곧장 공항에 대한 감시를 강화했다. 중국 우한에서 인천공항으로 들어오는 모든 승객은 건강상태 질문서를 작성하고 호흡기 증상이 있으면 검역 조사를 받았다. 비행기에서 내려 다른 항공편 승객들과 섞이기 전에 의심 증상이 있는지 조사를 받게 하는 한편, 필요 시 검체를 채취하거나 자가격리를 안내하기도 했다. 인천공항 측은 무빙워크와 에스컬레이터 손잡이, 엘리베이터 버튼, 공중전화, 음수대 등 사람들의 손이 닿을 만한 곳을 모두 소독하기 시작했다.

한국 정부는 1월 20일 첫 국내 확진자가 나오자 국가 감염병 위기 경보를 '주의'로 상향 발표했으며, 국내 확진자가 4명에 이르자 감염병 위기경보를 '경계'로 격상했다. 질병관리본부는 검역검사를 중국 전역에서 입국하는 사람으로 확대하고, 검역 검사 인원도 국방부, 경찰청, 지자체 등에서 추가로 지원받아 공항에 배치

했다.

코로나19 바이러스의 유입 경로는 호흡기다. 따라서 몸의 '검역'은 호흡기관이 시작되는 코와 입 그리고 기관지의 점막에서 시작한다. 바이러스 등 이물질이 비강이나 인후부에 들어오면 콧물과 가래 등 점액 분비가 늘어나는데, 이것은 이물질을 배출하는 방어 역할을 한다. 코에는 이 과정을 효율적으로 만들기 위한 코털과 비갑개 같은 구조물이 있다. 그리고 기관지의 표면에는 머리칼 모양으로 돋아난 섬모가 있는데, 이 섬모는 끊임없이 움직이면서 먼지와 미생물을 점액에 섞어 몸 밖으로 되돌려 보내는 운동을 한다. 미생물들이 호흡기로 들어오더라도 해일처럼 밀려오는 콧물이나 기관지 점액인 가래에 휩쓸려 몸 밖으로 추방되기 십상이다. 이 때문에 이것을 이겨낼 만한 침투력(점막세포에 대한 흡착력)이 있어야 몸 안으로 침입하는 데 성공할 수 있다. 몸 안의 검역소라고 할 수 있는 이런 구조물들은 24시간 일을 하게 되고, 이 과정에서 몸 안으로 들어온 대부분의 바이러스 입자는 몸 밖으로 추방된다.

기관지염을 오랫동안 심하게 앓은 사람은 병이 치유된 뒤에도 가래가 지속되는 경우가 있다. 점액을 만들어내는 세포가 과증식했고, 미생물이 소멸된 후에도 불필요하게 계속 점액을 만들어내는 것인데, 비유하자면 공항에 파견된 검역 인원과 장비가 아직 제자리로 돌아가지 못해 일어난 일이라고 하겠다.

2. 두 번째 단계(1월 말~2월 중순)
국내 확진자의 초기 발생 후 확산을 막으려는 노력. 선별진료소와
역학 조사
몸: 기관지와 폐포의 면역세포들의 초기 활동. 선천면역 반응

검역 단계에서 가장 큰 문제는 바이러스에 감염되었지만 증상
이 없는 입국자들이다. 이런 환자들이 검역 과정에서 걸러지지 않
으면 입국 후 국내의 다른 사람들과 접촉하면서 바이러스가 지역
사회에 전파될 수 있기 때문이다. 국내에서는 1월 말부터 시작돼
2월 중순까지 산발적으로 발생했던 코로나19 환자들은 대부분
무증상 입국자로 인해 전파된 사례였다. 일단 국내 감염자가 발생
했다면 감염병 확산을 막기 위한 초기 대응이 매우 중요하다. 초
기 대응의 성패를 좌우하는 것이 바로 선별진료소와 역학 조사다.
선별진료소는 의심되는 증상이 있거나 접촉력이 있는 환자들의
검체 채취를 맡게 된다. 선별진료소가 많을수록 감염자가 손쉽게
병원을 찾을 수 있고, 방역 당국은 더 빨리 감염자를 찾아낼 수
있다. 국내의 선별진료소는 1월 말 감염병 확산 초기에는 200여
개였다가 3월 중순에는 600개 이상으로 확대되었다. 일단 감염

병이 진단된 환자가 있으면 역학 조사를 통해 환자들의 감염원을 찾아내고 접촉자들을 격리했다. 이 과정에서 환자를 놓치면 2차, 3차 감염이 이어지면서 감염원이 불분명한 환자들이 늘어나는 이른바 지역사회 감염이 시작될 수 있기 때문에 역학 조사 및 환경 소독과 자가격리 등 철저한 관리가 이루어져야 한다. 한편 확진된 환자들은 국가지정입원치료병상으로 이송되어 격리 치료를 받게 된다.

국내에서는 2월 초 RT PCR 검사법이 개발되어 전국의 검사소에 보급된 것이 환자 진단에 크게 도움이 되었다. 진단 검사 물량이 대폭 확대되면서 검사의 적응증 범위도 넓어졌는데, 특히 환자와 접촉력이 없어도 의사의 의심만으로도 검사를 할 수 있게 된 것은 선별진료소에서의 조기 진단에 큰 도움이 되었다. 국내 확진자들은 2월 중순까지 산발적으로 발생하다가 소강 국면에 접어든 듯 보였다. 적어도 2월 18일 31번 확진자가 나오기 전까지는 감염병의 경과가 예상보다 미약하고, 사회에서의 추가 감염자 없이 소강 국면으로 들어설 것이라는 조심스런 예측도 있었다.

사람들 몸속에 바이러스가 있는지 없는지 우리는 육안으로 식별할 수 없다. 의사가 의심 환자의 검체를 채취하여 미생물 검사를 해야 알 수 있다. 우리 몸의 세포들도 다르지 않다. 몸에 있는 세포와 세포소기관과 단백질들이 셀 수 없이 다양한데, 그중 우리 편이 아닌 게 있는지 구별하는 것은 매우 어려운 일이다. 우리 몸은 우리 편이 아닌 '타자'를 구별하기 위한 세포들이 별도로 존재한다. 그 세포들은 태어나면서부터 하나의 목적을 위해 교육받으며 성장해 우리 몸의 구석구석에 배치된다. 바로 몸의 면역세포들이다. 미생물이 호흡기를 통해 침입했을 때 가장 먼저 이것을 알아보는 것은 상기도 호흡기 점막의 백혈구들이다.

백혈구들은 어떻게 '우리 편'이 아닌 미생물을 구별할까. 일차적으로 백혈구가 하는 일은 미생물이 가지고 있을 만한 어떤 패턴을 인식하는 것이다. 도둑을 잡아야 하는 경찰관을 예로 들어본다면 '복면'을 썼다든가, 가정집에서 '흉기'를 들고 있다든가, 훔쳤을 만한 '장물'을 들고 있다든가 하는 패턴을 인식하게 된다. 상대가 김모씨인지 이모씨인지 알 수는 없지만, 복장이나 행동만으로도 대략 범인인지 아닌지 여부는 알 수 있다. 검역의 최전방에서 범인을 잡는 경비병인 백혈구 세포는 그와 비슷한 방식으로 바이러스만이 가지고 있는 패턴을 인식하여 제거한다. 이러한 과정을 선천면역innate immunity이라고 한다. 비유하자면 우리 몸의 선별진료를 담당하는 것이라 하겠다.

이 과정에서 목이 칼칼하기도 하고, 기침과 가래 증상도 생긴다. 가래 속의 백혈구 숫자가 늘어날수록 가래는 진한 노란색을

띠기도 한다. 이러한 초기 단계의 미생물 소탕 작전이 성공적이라면 감염병은 싱겁게 끝나고 말 것이다.

3. 세 번째 단계(2월 말~3월 중순)
지역사회 확산과 국가적 방역 역량을 최대로 투입
몸: 전신성 염증 반응의 확산과 적응 면역의 활성화

2월 18일 31번째 확진자가 나오면서 사태는 급변했다. 하루가 멀다 하고 환자 수는 두 배로 늘었다. 2월 18일부터 22일까지 신규 환자 수는 9→58→100→229명으로 가파른 증가 추세를 보였다. 2월 28일경 800명 이상의 환자가 진단되면서 정점을 찍었다. 확산의 중심에는 종교 모임이 있었다. 감염자는 종교 집회를 통해 빠르게 확산된 것이다. 밀집한 실내 공간에서 예배를 드리는 모임의 특성으로 인해 특정 교회를 중심으로 대규모로 확산되었고, 지역사회의 집단 감염으로 이어졌다. 특히 요양병원 등 고령 환자와 기저 질환자들이 모여 있는 병원 및 시설의 감염이 심각했다. 고령자들과 기저 질환이 있는 분들을 중심으로 사망자들이 발생하기 시작했고, 인공호흡기 치료를 받아야 하는 환자도 급증했다.

정부는 감염병 위기 단계를 '심각' 수준으로 상향한 후 국무총리를 본부장으로 하는 중앙재난안전대책본부를 가동했다. 범정부적으로 방역에 뛰어들지 않으면 안 되는 시기가 온 것이다. 특히 환자 수가 집중되는 대구와 경북 지역의 의료진 및 병상 수 확보가 시급했다. 빠르게 환자 수가 늘면서 지역사회가 감당할 수 있는 의료의 수용 범위를 넘어서버렸다. 중앙에서 병상, 인력, 물자를 지원했고, 지역단체장을 중심으로 감염병 전담 병원과 병상 확보에 총력을 기울였다. 정부와 지자체와 의료진의 사투 끝에 3월 중순부터 환자 수가 감소하기 시작했다. 3월 8일에는 신규 환자 수가 300명대로 감소했고, 3월 15일에는 100명 이하로 줄었다.

바이러스가 몸속 깊숙이 침투하는 데 성공하면 사태는 급변한다. 세포에 침입한 바이러스는 세포 내에서 자신의 자손을 낳고 번성하여 세포를 가득 채우면 세포를 파괴하면서 빠져나와 인근의 다른 세포를 찾아 감염시킨다. 그렇게 바이러스는 몸 안의 다수의 세포를 감염시키게 된다. 코로나19 바이러스에 의한 폐렴이 발생하면 최전방의 면역세포들의 노력만으로는 바이러스를 제거할 수 없을 만큼 병세가 깊어진다. 후방 지원이 필요하다. 무전기, 휴대전화, 손편지 등 모든 자원을 동원해 전방의 사태를 후방에 알리고 지원을 요청해야 한다. 이를 위해 면역세포들이 사이토카인을 혈액 내로 분비하면 소식은 금세 몸의 전역에 알려진다. 이때 몸은 고열과 오한, 근육통, 두통 등 전신적인 증상을 나타낸다.

후방에서 지원하는 면역세포들에게는 좀더 정확한 정보가 필요하다. '범인이 있더라'라는 소식만 전해 듣고 달려가는 상황이라서 전방에서 피아를 식별하는 것이 쉽지 않을 수 있기 때문이다. '복면'이나 '흉기' 또는 '장물' 같은 패턴은 정확하지 않다. (자칫 아군을 공격할 수 있다.) '콧등에 점'이 있다거나 '좌측 눈가 위에 새겨진 칼자국' 같은 보다 정교한 정보가 필요하다. 그래서 전방의 면역세포들은 범인에 대한 정교한 정보, 이른바 '몽타주'를 제공한다. 먼저 범인을 만난 백혈구가 범인의 모습을 재구성하여 후방의 면역세포에게 제시하는데, 이 백혈구를 항원제시세포라고 부른다. 항원제시세포가 제시한 항원을 알아보는 림프구가 이것에 반응하여 항원에 대응하는 림프구들을 생성시키고, 항체를 만들어내는데 이 과정을 적응면역이라고 부른다(이 과정에 대해서는 2월 8일 일기에 설명했다).

전방의 면역세포들과 후방의 면역세포들의 협공이 성공적으로 진행되면서 몸 안에서는 침입한 미생물에 대한 정교한 공격이 가해진다. 면역반응이 성공적으로 진행되면 미생물의 개체 수가 감소할 것이다. 열이 내리고, 기침과 가래 등의 증상도 호전되기 시작한다. 입맛도 되살아나고, 몸은 입을 통해서 '이제 살 것 같다'고 말하게 된다.

전 세계 과학자들은 코로나19 바이러스의 백신을 만들기 위해 노력 중이다. 백신은 비유하자면 '몽타주'와 같은 것이다. 미생물과 비슷한 것을 몸 안에 주입해주면 면역세포들이 먼저 경험하고, 대응할 세포들을 만들게 된다.

4. 네 번재 단계(3월 초~4월 초 현재)
의료 시스템의 붕괴와 사회 혼란
몸: 패혈증

거의 모든 국가가 초기 방역에 실패했고 감염병은 세계적 유행이 되었다. 세계는 새로운 바이러스에 대응할 준비가 되어 있지 않다는 것이 지난 한 달간 여실히 드러났다. 바이러스와 더불어 바이러스에 대한 불안도 함께 퍼졌다. 인터넷 뉴스에서는 각국 마트의 진열대가 사재기로 인해 텅 비어 있는 사진을 어렵지 않게 볼 수 있고, 곳곳에서 인종차별적 폭력 사태가 벌어졌다는 소식도 들려온다. 우리 사회도 이미 한 차례 마스크 대란을 겪고 지나갔고, 의료 선진국이라 불리는 유럽과 미국에서조차 마스크와 방호복, 인공호흡기 등의 의료 자원이 모자라 아우성이다. 병원에서 의료 자원의 품귀 현상은 의료진의 감염으로 이어지기 쉬운데 이것은 현재 세계 곳곳에서 일어나고 있는 일이다.

감염병은 사회의 약한 연결 고리들을 극명하게 드러냈다. 경제적으로 취약한 계층들, 건강이 약한 노인과 만성 질환자들을 연결해주던 생명의 고리들이 먼저 끊어지기 시작했다. 국내에서는 요양병원이나 콜센터 등 사회적 거리두기가 어려운 사람들이 집단감염에 쉽게 노출되었고 사망자가 다수 발생한 바 있다. 유럽과 미국에서 보여지듯이 환자 수가 의료 시스템의 용량을 넘어서자마자, 병원과 의료진 모두 약한 고리가 되어버렸다. 수천 명의 의료진이 감염되어 사망자가 속출했고, 병원이 제 기능을 못 하자 사회 전체의 기능이 정지되었다. 대부분의 국가에서 행정력을 동원해 도시를 봉쇄하고 시민들의 출입을 제한했다. 학교와 상점은 문을 닫았고, 공장은 멈춰섰다. 언젠가는 바이러스가 진정되는 국면에 접어들 테지만, 이 사태가 남긴 상처는 깊고 넓어서 사회의 일상을 회복하는 데는 상당한 기간이 걸릴 것이다.

　　패혈증은 병원균에 대한 초기 대처가 실패하면서 발생한다. 병원균과 이것에 대항하는 면역반응의 결과로 진행되는 총체적 악화 상황을 말한다. 몸 안에서 패혈증이 진행되는 데는 수 시간이 채 걸리지 않는다. 혈압이 저하되어 조직과 장기의 산소 공급이 제대로 이뤄지지 않아 약한 장기부터 손상되는 '패혈성 쇼크'로 진행되고 결국은 다발성 장기부전으로 사망에 이르기도 한다.

빠르게 악화되는 과정을 차단하고 회복 가능성을 높이기 위해서는 일단 혈압을 유지하는 게 중요하다. 적극적인 수액 치료를 해야 하고, 필요시 승압제를 사용해 혈압을 유지시켜야 한다. 심장 수축력을 증가시켜 더 빠르고 강하게 피를 실어 날라야 하며, 생명에 필요한 중요 장기로의 혈류를 유지시키기 위해 불가피하게 말초로 가는 혈류를 제한해야 한다. 간혹 발끝과 손끝부터 파랗게 변색되고 괴사되기 시작하는 환자들이 있는데, 덜 중요한 세포들을 희생해서라도 몸의 주요 장기의 혈류를 유지시키기 위한 고육지책이다. 평소 혈액순환이 안 좋았던 장기가 더 빨리 손상되고, 주요 장기의 손상이라면 가능한 한 빨리 기능을 대체하도록 조치를 취해야 한다. 신장이 손상되면 투석을 해야 하고, 호흡곤란이 악화되면 인공호흡기 치료가 필요하다. 장기와 조직 손상이 심할수록 후유증은 깊게 남고 일상으로 회복하는 데 시간이 걸린다.

5. 다섯 번째 단계: 회복(미래)

세계적 대유행은 아직도 확산 중이다. 남미와 인도 같은 의료 시스템이 취약한 국가에서의 감염증 확산은 더욱 어두운 전망을 낳는다. 이미 수만 명에 달하는 사망자가 수십만 명으로 늘어날 수 있다.

한국 사회는 전 세계적으로 '네 번째 단계'를 겪지 않고 감염병 관리를 해나가고 있는 몇 안 되는 국가 중 하나다. 그러나 아직도 산발적으로 시설과 병원을 중심으로 한 집단감염이 계속되고 있고, 해외 유입 사례도 지속되고 있다. 아직 안심할 수 있는 단계가 아니다. 인기척 없이 침투해 들어와 확산되는 바이러스의 특성 때문에, 언제든 폭발적으로 증가할 수 있다는 것이 전문가들의 견해다. 결국은 백신과 치료제가 개발되어야 안심할 수 있을 것이다. 문제는 그때까지 환자 수를 통제 가능할 정도로 관리하는 것이다. 방역 당국과 병원에서의 감시활동은 계속될 것 같다.

감염증으로부터 회복되는 과정은 감염증으로 인한 장기 손상의 정도와 병세 진행 시간에 달려 있다. 폐렴이 악화되면, 치료 과정에서 폐의 조직에 섬유화가 진행되면서 후유증이 심각하게 남기도 한다. 장기간 침상에 누워 있는 것은 체력을 크게 고갈시키고, 노약자의 경우 근력 자체를 위축시키기도 한다. 장기간의 재활 치료가 필요할 수도 있다.

그러나 회복된 몸은 미생물에 대한 기억을 가지고 있다. 미생물의 몽타주를 알아보는 면역세포들이 남아 있기 때문에 한 번 감염된 후에 다시 미생물이 침입한다면 쉽게 이겨낼 수 있는 면역력을 획득하게 된다.

신종감염병 중앙임상위원회는 코로나19 바이러스 감염증에 인구의 60퍼센트가 면역력을 가져야 종식 가능하다는 의견을 내놓은 바 있다. 유럽에서는 집단면역을 고민했던 국가도 있었다. 우리나라로 생각해보자면, 인구 5000만 명의 60퍼센트면 3000만 명이 감염 후 회복되어야 감염병을 종식시킬 만한 면역력을 획득하게 된다. 그러나 이 경우 치명률을 1퍼센트로 잡는다고 하더라도 30만 명의 사망자가 나온다. 선택할 수 있는 방법이 아니다. 강력한 사회적 거리두기를 통해 감염병의 유행에서 벗어난다고 하더라도 장기적으로 낮은 강도의 사회적 거리두기, 즉 생활방역을 계속해야 할 것이라는 이야기가 나오고 있다.

1. 대화하는 몸

몸은 서로 대화하는 무수한 세포의 집합체다. 면역세포들이 사이토카인으로 서로 대화하듯이 몸의 세포들은 다양한 방식으로 의사소통을 한다. 가장 대표적인 것이 내분비 세포들이다. 내분비 세포들이 필요한 정보를 호르몬 속에 담아 혈액 속으로 내어놓으면 그것은 표적 장기에 정확하게 도달하여 정보를 전달한다. 부갑상선에서 분비하는 부갑상선 호르몬은 뼈와 신장에 도달하여 칼슘 대사에 관여한다. 뇌하수체 전엽에서 분비하는 갑상선 자극 호르몬은 오로지 갑상선에만 도달해 갑상선의 기능을 조절한다. 이러한 호르몬을 통한 정보 전달은 발신자와 수신자가 뚜렷하다는 점에서 사람들이 주고받는 편지와 비슷하다.

췌장의 베타세포가 내보내는 인슐린은 수신자가 몸 안의 모든 세포인데, 인슐린이라는 편지를 받은 세포들은 당을 세포 안으로 흡수하여 체내 혈당을 낮추는 역할을 한다. 인슐린의 경우 수신자가 불특정 다수의 세포들이다보니 췌장의 베타세포가 하는 일의 양은 매우 많아서 나이 들면서 췌장이 지치기도 한다. 그러면 당뇨병(제2형 당뇨)이 생긴다. 이러한 호르몬 편지의 특징은 한 가지 목적을 위해 여러 편지가 연속적으로 쓰인다는 점이다. 반대되는 역할을 하는 길항호르몬이 분비되기도 하고, 결과물로서의 대사산물이 축적되어 호르몬 분비를 억제시키는 되먹임 억제가 일어나기도 한다.

우리 몸의 신경세포는 오직 정보 전달을 위해 존재한다. 뇌로 전달되는 모든 감각 정보는 신경세포를 통해 뇌로 전달된다. 그 반대 방향의 정보 전달도 마찬가지다. 신경세포는 감각을 담당하는 장기, 근골격계, 내장에 이르기까지 온몸에 퍼져서 현장의 정보를 중앙(뇌)으로 전달한다. 이때의 전달 속도는 무척 빠르다. 호르몬이 손편지라면, 신경세포는 전자메일이다. 배달부가 직접 날라주는 것이 아니라는 말이다. 신경세포는 속도를 위해 '파도타기' 방법을 사용한다. 옆 사람의 움직임이 나에게 신호를 주고 나의 움직임이 다음 사람을 움직이게 만드는 일종의 파동이 신호가 된다면 정보 전달은 매우 빠르다. 축구장에서 파도타기를 하는 관중을 떠올려도 좋다. 이 관중의 역할을 하는 것이 나트륨 이온이다. 신경세포의 세포막을 사이에 두고 나트륨 이온이 들어갔다가 다시 나오면서 발생하는 전기적 흐름이 파동이 되어 정보를 전달한다. 정보 전달이 신경세포의 말단에 이르면 시냅스에서는 화학적 신호로 다음 신경세포의 전기 현상을 유도하게 된다.

아주 긴밀히 협력해야 할 때, 사람들은 편지나 이메일이 아니라 얼굴을 맞대고 오랜 시간 대화한다. 그래야 말이 통하고 마음까지 통할 정도가 되어 어렵고 복잡한 일을 해결할 수 있다. 몸속 세포들이 하는 대화 중의 가장 긴밀한 대화는 '발생 과정'에 일어난다. 수정 후 단 하나로 출발한 세포는 수일이 지나면 수백 개의 세포를 지닌 배아가 된다. 그리고 이때부터 배아세포들은 각각의 전문적인 역할을 하는 조직과 장기로 분화해나간다. 심장, 혈관, 폐, 내장, 피부, 신경 등 각각의 조직으로 분화해가는 과정은 신비로울 만큼 정교하다. 호흡기를 예로 들어보자. 발생 5주 소화기관에서 분리되어 나온 호흡기 싹은 분지를 치면서 갈라져, 수천 갈래의 기관지를 만들고 그 말단에는 수억 개의 폐포를 만든다. 그리고 폐포는 미세한 모세혈관으로 둘러싸여야 하는데, 폐포와 모세혈관은 각각 다른 곳에서 출발한 세포들이다(호흡기는 내배엽 기원이고, 혈관은 중배엽 기원이다). 이 세포들이 정교한 폐포 하나를 만드는 과정은 서로 끊임없이 대화하면서 각자의 위치를 조율하지 않으면 불가능하다. 이때 이들 세포가 대화하는 법을 비유해 말하자면 '대면 대화'라고 할 수 있겠다. 세포들은 세포막 단백질이나 국소 분비 인자라는 분비 단백질을 이용해, 자기 인근의 세포들과 대화하고 그것을 통해서 자기 위치뿐 아니라 자기 정체성까지 파악한다.

몸속 세포들의 대화 중에는 '면접 대화'도 있다. 직장이나 대학에 들어갈 때 받는 바로 그 면접이다. 면접은 양방향 대화가 아니라 일방적인 자격 심사다. 해당 지원자가 과연 그 모임에 합류할 자격이 있는지를 물어보는 과정이다. 자격이 없다고 판단되면 가차 없이 지원자는 불합격 통보를 받는다. 우리 몸에서는 면역세포들의 형성과 성장 과정에 '면접 대화'를 적용한다. 면역세포들이 자기 자신을 공격하면 자기 몸이 손상되기 때문이다. 면역세포가 자기 관절을 공격해서 류마티스 관절염이 생기기도 하고, 피부를 공격하면 아토피피부염이 발생할 수도 있다. 이러한 자가면역질환을 예방하기 위해서 면역세포들은 철저한 검증 과정을 거친다. 적군(외부로부터 침입한 미생물)과 아군(우리 몸의 정상 조직)을 구별할 줄 아는지를 면접 대화를 통해 식별하고, 불합격자는 소멸된다.

예를 들어 골수에서 만들어진 T 림프구는 태어난 후 모두 흉선으로 보내지고, 흉선에서 성장하면서 면접을 받는다. 흉선 안에서 자기 몸에 반응하는 수용체를 지닌 림프구들은 모두 걸러져서 사멸의 과정을 밟게 된다. 흉선은 무시무시한 면접관인 셈이다. 세포들 간의 대화법은 다양하다.

몸 그 자체가 수많은 세포와 조직과 장기들의 복잡하고도 역동적인 연결망 속에 존재한다. 우리는 '나'라는 몸을 지배하고 조절하는 '자아'라는 것이 따로 있다고 생각하지만 이것은 착각이다. '자아'와 '생각'마저 몸의 복잡한 대화 속에서 피어나는 현상이다.

2. 단 한 가지의 생물학

전문의가 되고 나서 얼마 지나지 않아 있었던 일이다. 한 흑인이 내원했다. 진료실에서 흑인을 만나는 건 처음이었다. 케냐 남성이고, 한국의 모 대학에서 공부하는 유학생이었다. 피부는 검고, 머리는 자글자글하며, 눈과 이는 눈부시게 하얬다. 병명은 좁쌀 결핵이었는데, 결핵균이 이미 골수까지 침범하여 매우 위중한 상태였다. 고열과 어지럼증과 기침에 몇 개월을 고생했을 게 분명한데, 이제야 병원에 온 것을 보니 천성적으로 잘 참는 성격이었던 것 같다. 게다가 말도 잘 안 통하니 병원 갈 생각을 못 했을 것이다. 자칫하면 고향에 안타까운 비보가 날아갈 판이었다. 신속한 치료가 절박한 상황이었다. 일단 입원부터 시키고 나니 문득 결핵약이

듣지 않으면 어쩌나 하는 걱정이 들었다. 피부가 검은 분이니 황인들과 뭔가 달라서 결핵약이 안 들을 수도 있는 것이 아닐까. 혹시라도 약이 우리나라 약이라 어린 흑인에게 치명적인 부작용이 있을 수 있지 않을까, 하는 말도 안 되는 근심이 들었다. 그래서 피부 색의 차이가 어디서 비롯되는지를 찾아봤다.

결과는 충격적이었다. 결론적으로 말하면 외관상의 차이인 피부 색깔이 생물학적으로는 너무 보잘것없는 차이를 보여준다는 것이다. 피부 색깔의 차이는 몸에서 형성되는 두 가지 단백질의 차이에서 기인하는데, 그것은 일조량을 극복하기 위한 환경 적응에서 비롯되었다. 그리고 이것은 진화적 시간대를 배경에 놓고 생각한다면 불과 수만 년 전의 일이니, 지질학적 시간 감수성으로 바라보면 바로 조금 전에 일어난 일이라 하겠다.

10만 년 전 인간의 공통조상은 아프리카에서 기원했다. 그곳은 사바나, 즉 초원지대로 당시에는 수렵채집생활을 했다. 인간은 낮에 활동하면서 많은 자외선에 노출될 수밖에 없었는데, 이때 자외선이 엽산을 파괴시키는 것이 문제였다. 햇볕 노출이 많으면 엽산이 파괴되고, 엽산이 부족해지면 정자 생산, 태아 발달, 혈구 세포 형성에 문제가 생긴다. 이를 극복하기 위해서 인간의 몸속에는 멜라닌이라는 색소를 피부 속에 저장하는 능력이 생기기 시작했다. 멜라닌은 일종의 자외선 차단막으로서 기능했는데, 이 물질이 피부 색깔을 검게 하는 원인이었다. 초창기 호모 사피엔스는 피부가 검은, 오늘날의 흑인이었다.

호모 사피엔스는 곧 세계 각지의 대륙으로 퍼져나갔다. 특히 북반구로 진출한 인간은 여러 번의 빙하기를 거쳐야만 했고, 그곳의 환경은 사바나와는 달리 오히려 일조량이 부족해서 문제가 발생하는 곳이었다. 피부에서는 햇볕을 받아 비타민D를 합성하는데, 비타민D는 위장에서 칼슘 흡수를 촉진시키고, 골다공증을 예방하는 기능을 한다. 일조량의 감소는 체내 비타민D의 감소로 이어졌고, 이는 골다공증, 골연화증 등의 질환을 유발했으며, 특히 임산부의 칼슘 결핍은 아이의 출산과 성장에 심각한 영향을 미쳤을 것이다. 이 때문에 북반구 사람들은 자외선 흡수를 위해 피부 속의 멜라닌을 퇴출시켜야 했다. 북반구 사람들은 그 결과 피부가 하얗게 변했다. 적은 일조량으로도 충분한 비타민D를 합성하는 것이 바로 피부가 하얗게 된 이유다. 오늘날 북반구의 흑인들에게서 비타민D 결핍이 흔하게 나타나는 이유이기도 하다.

피부 색깔의 차이로 사람을 구분하고 차별했던 역사가 있었다. 수천만 명이 대량학살과 가난으로 죽어갔고, 노예로 살아가기도 했다. 물론 지금도 정도는 덜하지만 인종차별이 있다. 그러나 피부 색깔은 일조량에 대한 피부의 적응일 뿐이다. 색깔의 차이가 어떤 우열이나 생물학적 차이를 말해주지 않는다. 하여 한국인의 결핵약은 전 세계 어떤 피부 색깔을 가진 사람에게도 사용할 수 있다.

생물학적으로 본다면 우리는 모두 매우 비슷하다. 인간이라면 체내에서 활동하는 단백질이나 세포들이 대체로 비슷하다. 며칠 전에 꽃다운 나이에 사고사를 당한 아이가 장기 이식으로 일곱 명의 사람에게 새 삶을 주었다는 기사를 봤다. 내 것을 주어서 네 삶을 연장시킬 수 있다는 것은 우리가 모두 비슷하기 때문이다. 천문학자이자 외계생물학자인 칼 세이건은 이렇게 말했다. "지구에게는 단 한 가지의 생물학만으로 충분하다. 생물학을 음악에 비유해볼 때, 지구 생물학은 단성부, 단일 주제 형식의 음악만을 우리에게 들려준다는 말이다."(『코스모스』)

우리 모두의 몸은 단일 주제 형식의 음악처럼 유사하다. 코로나19 바이러스가 중국 사람의 몸속에서 폐렴을 일으켰다는 사실은 전 세계 사람 누구나 코로나19 폐렴을 앓을 수 있다는 말이다. 어느 나라의 누군가가 코로나19 바이러스의 새로운 치료제로 인해 치유가 되었다면 마찬가지로 전 세계 사람 누구나 같은 치료제의 혜택을 받을 수 있다는 말이다. 우리는 생물학적으로 연결되어 있다.

3. 생각하는 사람 •

여기 고뇌하는 한 사람이 있다. 그는 허벅지로 팔꿈치를 받치고 손등에 턱을 괴고 있으며 얼굴은 굳어 있다. 뭔가에 골몰하며 번뇌에 사로잡혀 있는 것 같다. '나는 생각한다. 고로 나는 존재한다'라는 명제를 증명하듯이 오귀스트 로댕의 「생각하는 사람」은 홀로 서서 '고뇌하는 사람'이 있음을 알리고 있다.

나 홀로 고뇌하는 저 사람의 영웅적 고독이 왠지 멋있어 보일지 모르지만, 고뇌는 혼자서 하는 것이 아니다. '고뇌'나 '번민'은 머리로 창조하는 것이 아니다. 그것은 수많은 사람과의 관계 속에서 비롯된다. 관계를 맺고 있는 몸의 창자와 심장과 같은 깊은 곳에서 발생해 머리로 올라오는 것이다. 하여 고뇌하는 머리는 무겁고 손으로 턱을 괴어야 한다. 만일 어떠한 관계 없이도 살 수 있는 돌멩이나 쇠붙이로 살아간다면 번뇌는 필요치 않다. 그러나 우리는 돌멩이가 아니라 살아 있는 '몸'이다. 관계 맺으며 살아갈 수밖에 없는 몸이다. 우리는 몸으로 사랑하고, 사랑으로 인해 고통스러우며, 그것으로 인해 번민한다. 나의 몸 자체는 탄생부터 두 사람의 사랑의 결과물이고 태어나서 성장하는 과정에서 수많은 관계

• 「생각하는 사람」과 「지옥의 문」에 대한 이야기는 내가 참여하는 독서 모임의 회원인 그루트님의 아이디어다.

를 통해 생명을 유지한다.

　로댕의 「생각하는 사람」은 본래의 자리로 되돌아갈 때 그 고뇌가 더욱 빛난다. 본래 「생각하는 사람」은 「지옥의 문」이라는 거대한 조각상의 일부였다. 높이 7.75미터, 넓이 3.96미터인 이 대작에서는 190여 명의 인물이 다양한 인간 군상을 드러낸다. 천국에서 쫓겨난 인간의 근심과 두려움, 정념과 사랑, 자식의 살점을 뜯어먹는 인간의 야수성 등이 조각작품에서 드러나고, 이 모든 것을 배경으로 한 인간이 고뇌하고 있다. 고통스럽게 몸부림치며 구원을 갈망하는 모든 인간과 관계 맺고 있는 한 사람이 「지옥의 문」 앞에서 생각하고 있다. 이제야 한 사람의 번뇌가 현실적이면서도 값어치가 있어 보인다.

4. 미래

　사망자가 수만 명을 넘어서고 있다. 뉴스에서 들려오는 사망자 수가 단순히 숫자가 아닌 것은 망자가 관계 맺고 있는 수많은 사람이 겪는 슬픔의 크기를 가늠하게 되기 때문이다. 자기 생을 돌아보거나, 관계들을 정리할 여유도 없이 사람들은 죽어갔고, 몇몇 대도시는 도시 전체가 비통함에 빠졌다.

코로나19가 전 세계를 휩쓸면서 우리는 감염병의 영향력에 깜짝 놀라는 동시에 우리가 살고 있는 세상이 얼마나 관계 의존적인지를 새삼 알게 되었다. 관계를 잠시 멈추자 세계 경제는 위기를 맞았고, 사람들은 우울해졌다. 코로나19 이후의 세계는 많이 변할 것 같다. 온라인 상점, 배달 앱, 혼밥이나 혼술도 보편화될 것이다. 실내보다는 한적한 실외에서의 여가생활이 더 많아질 것이고, 직장에서도 가능하다면 재택근무 등 거리를 유지한 채 일을 할 수 있는 방법을 선호할 것이다. 그러나 '관계와 반응'이 몸의 생물학적 본성이듯, 인간의 사회적 본성 역시 변할 수 없다. 물리적으로는 거리를 두지만, 마음과 마음이 멀어지지 않을 수 있는 방법을 찾아야 할 것이다.

일부 과학자는 몇 년에 한 번씩 바이러스 질환이 유행하는 원인을 '인간'에게서 찾는다. 인간은 지구의 지배자처럼 행세했다. 환경 파괴와 기후 온난화는 하루가 멀다 하고 몇 종의 생물을 지구에서 사라지게 하고 있다. 인간 종 역시 다른 생물종들과의 연결망 속에서 생존할 수 있다. 멸종 위기를 맞고 있는 생명체들이 계속 늘어난다면 바이러스 질환은 반복될 것이다.

전 세계의 과학자 그룹은 일찌감치 바이러스에 대한 정보를 공유하며 백신과 치료제 개발에 매달려왔다. 과학 잡지에는 매달 수백 건의 논문이 실리고, 각각의 논문은 바이러스의 구조와 감염

메커니즘, 그리고 면역반응 등의 바이러스에 대항하는 기초 지식들을 다루고 있다. 뿐만 아니라 진단법을 개발해 공유하고, 치료제 개발을 위한 치료제 후보 선정 및 연구 지원을 위해 국제적으로 협력하고 있다.

과학자들의 연대와 건강한 경쟁이 정치에도 적용되었으면 좋겠다. 국가 간에도 연대하고, 그물망처럼 연결되어 있는 세계의 곳곳을 정치가들이 경쟁하듯이 돌봤으면 좋겠다. 천문학적인 금액의 무기들은 오늘의 위기에서 아무런 소용이 없었다. 군사비를 줄이고 생명을 살리는 일에 투자했으면 좋겠다. 지금 이 순간 세계 곳곳에서 코로나19 감염증으로 인해 목숨을 잃는 사람들이 기록적으로 증가하고 있다. 지금은 「지옥의 문」 한가운데에 존재하는 「생각하는 사람」처럼 이 이웃의 고통에 눈뜨고 번뇌할 때다.

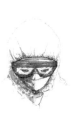

바이러스와 인간
: 코로나19가 지나간 의료 현장에서의 기록
ⓒ 이낙원

1판 1쇄 2020년 5월 4일
1판 2쇄 2021년 11월 15일

지은이 이낙원
펴낸이 강성민
편집장 이은혜
마케팅 정민호 김도윤
홍보 김희숙 함유지 김현지 이소정 이미희

펴낸곳 (주)글항아리 | 출판등록 2009년 1월 19일 제406-2009-000002호
주소 10881 경기도 파주시 회동길 210
전자우편 bookpot@hanmail.net
전화번호 031-955-8897(편집부) 031-955-2696(마케팅)
팩스 031-955-2557

ISBN 978-89-6735-773-3 03510

잘못된 책은 구입하신 서점에서 교환해드립니다.
기타 교환 문의: 031) 955-2661, 3580

www.geulhangari.com